C.C. Special

在宅ケアを“楽しく”学ぶ

訪問看護“泣き笑い”川柳

「コミュニティケア」編集部 編

日本看護協会出版会

はじめに

本書は、雑誌『コミュニティケア』で連載中の「訪問の・合間に一句・詠んでみる　訪問看護〝泣き笑い〟川柳」の70回までの掲載から58句をまとめたものです。

連載は2010年6月号から開始されましたが、連載早期のものでも、内容はまったく古さを感じさせません。それは、訪問看護で展開する「看護」が、対象者の「生活行動を助ける」という、まさに「看護の本質」であることを示しています。

「1章　訪問看護の醍醐味」「2章　看取りに寄り添う」「3章　本人・家族を支える」と、その内容により大きく3つに分けていますが、特に3章は訪問看護で出会うさまざまなシーンが語られています。まず、川柳を読んで、この句が詠まれたシーンを想像し、さらにイラストを見て、その想像を膨らませてください。そして、ショートエッセーで「訪問看護の実際」を確認していただきたいと思います。

1編を読むのに約1分、全部で約1時間で「訪問看護の生きた現場」に触れることができます。訪問看護師同士で盛り上がっていただくと同時に、ぜひ病院のナースや看護学生にも紹介していただき、訪問看護の仲間が増えることにつながれば心より幸いです。

2019年6月　『コミュニティケア』編集部

1章

訪問看護の醍醐味

あきらめた私の看護今ここに

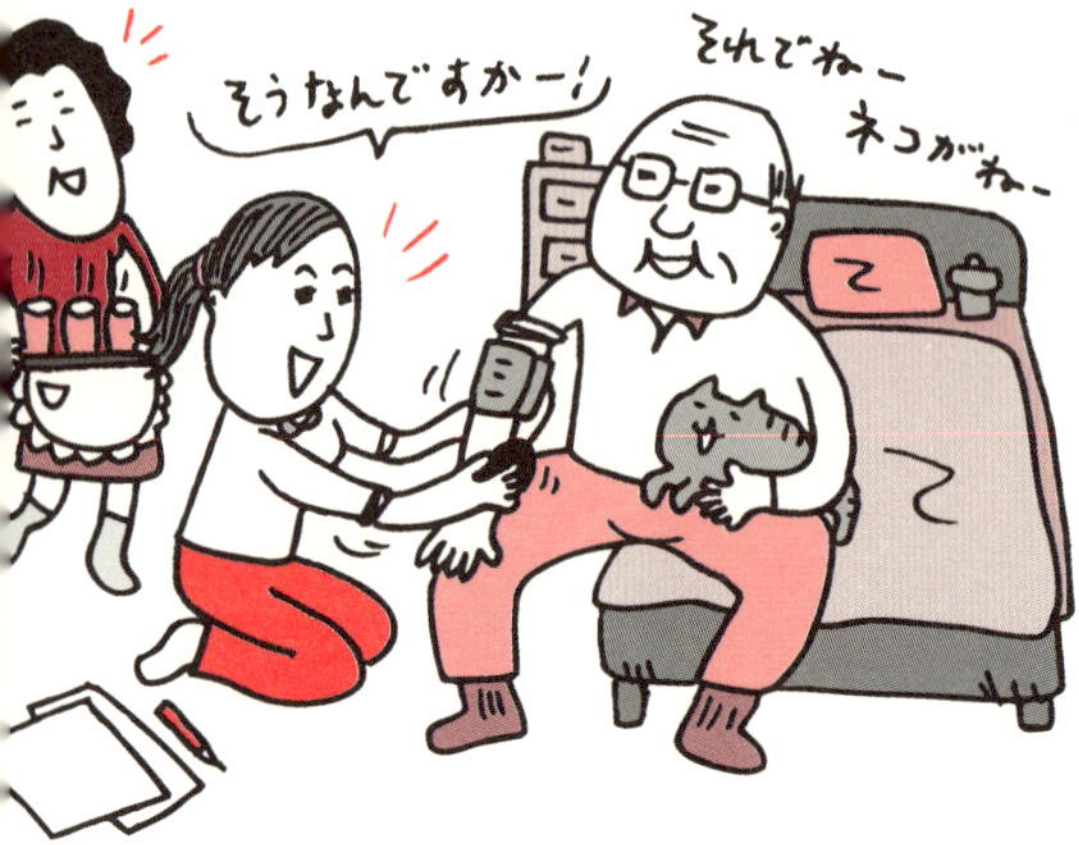

第一線から離れる……？

私はもともと外科系が好きで、1日に何件もの手術後の患者さんを看ること、人工呼吸器や高度医療機器を装着される患者さんを看護することを「かっこいい」と感じていました。忙しいながらも、その忙しく働く自分にうぬぼれていたように思います。

結婚・出産後も、夜勤をしてでも急性期にこだわりました。でも、人生とはどこでずれが生じるかわからないもの。私は2人の子どもを連れて離婚。シングルマザーになりました。その状況でフルタイムとして働こうとすると世の中は結構シビアで、夜勤ができなくなった私は病棟を離れるしかありませんでした。「第一線から離れなければならない」という左遷的な感覚に襲われながら、私は訪問看護の世界に入ったのです。

本当の〝私の看護〟ができる

しかし、訪問看護の世界に入ると、看護の奥深さや面白さが私を魅了しました。利用者さんのみならず、ご家族や介護者さんの笑顔とつながりの深さ、そして地域で連携してサポートする他のサービス事業者さんとのかかわり。毎日が新鮮で、起こることすべてが驚きと感動の連続でした。

さらに、利用者さんからは教えていただくことも多く、生活の1つひとつに看護の視点を持ち〝生きる〟を支援することの面白さに、今ではのめり込んでいます。

もちろん急性期医療はその役割として必要で、機能分担として看護の必要性も感じています。そこを通過した今、薄井坦子《ひろこ》先生*の「看護とは生活過程をととのえること」という言葉を身をもって感じています。

第一線から離れたように感じていましたが、利用者さんは最先端医療を持って在宅に帰ってこられるのが現状で、体調を崩されれば急性期の判断を要求されます。そして何より、「人を総合的にとらえ、生活者として看護をどう提供していくか」という深さの中、日々奮闘し、楽しみ、今ここで本当の意味での〝私の看護〟を感じています。

（國友 孝子）

*宮崎県立看護大学名誉教授

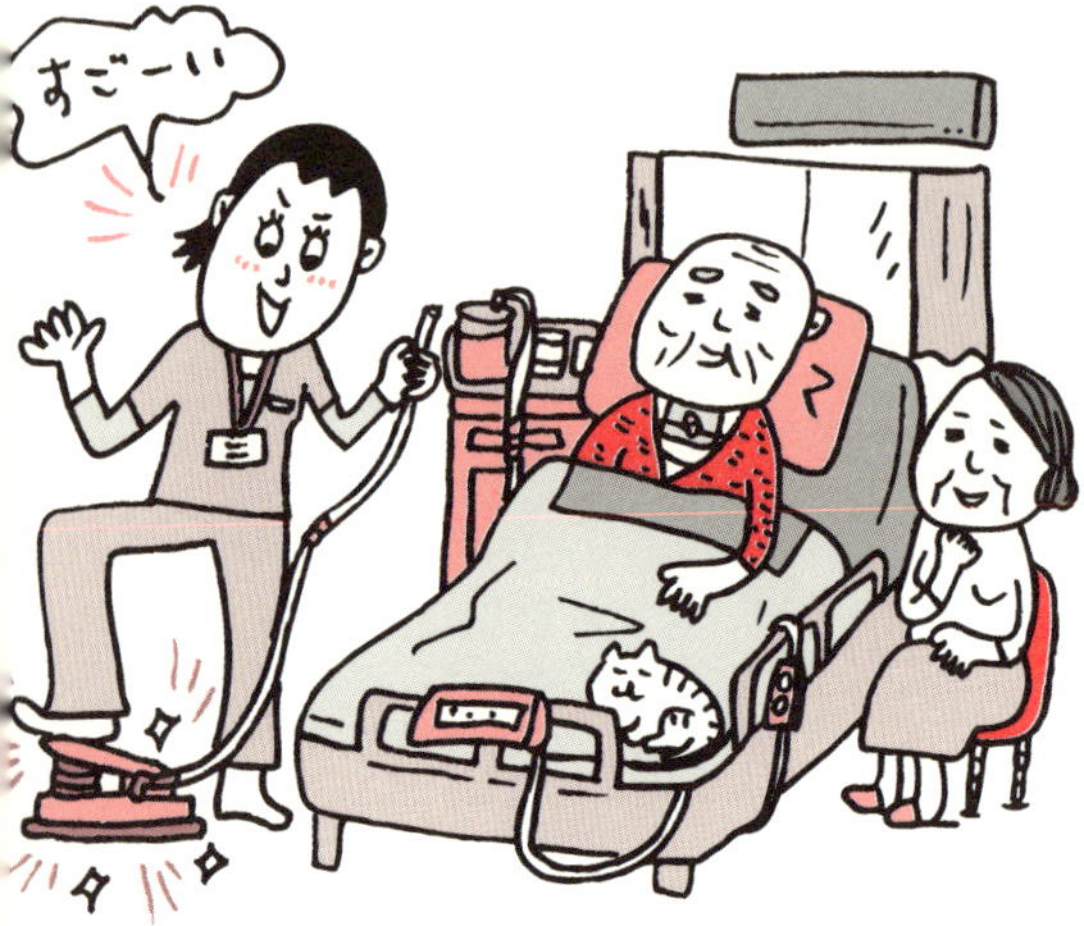

災害時やっぱり頼りは足踏みね

計画停電で緊急対応!

2011年3月11日の大震災によって、東京の西多摩地域では計画停電が起きました。訪問看護の利用者さんは重症な方たちばかり。電動ベッド・移動リフト・エアマット・酸素濃縮装置・人工呼吸器・痰の吸引器、そしてエアコンと、電気で利用者さんの生活は成り立っていました。

その命である電気がなくなる事態に「エアマットの空気が抜けないように設定・交換」「人工呼吸器は内外のバッテリーで対応することを確認」「酸素濃縮装置をボンベに切り替えるように指導と補充を依頼」などなど、できる対策は緊急ですべてとりました。

窒息させないためにどうするか

最も綱渡りで危険だったのは、痰の吸引が頻繁に必要な方たちへの対応でした。窒息だけは避けなければと、手動で痰を吸いとってもらうように、注射器にカテーテルをつないで配りました。しかし、気管切開して痰が多い方や硬い方の場合、そんなものは役に立ちません。「停電は3時間。窒息させないためにどうするか……」と頭をかかえていたところ「足踏み式吸引器があるよ」と情報が入りました。さっそく借りてみたところ、「お弁当箱?」というくらいコンパクトで軽くて「こんなんで吸えるの?」と半信半疑でした。

実際に気管切開の利用者さんに試してみたところ、「じゅこじゅこ～」と勢いよく痰が吸いこまれていく。感動的でした。片足で軽く踏んでも手で押しても十分な吸引力で、操作も簡単。使い方を説明すると家族もすぐにできました。「これなら大丈夫」とホッとした2時間後、停電になりました。3時間ほどでしたが、足踏み式吸引器で7回も吸引したとのこと。危機一髪、助かったのです。

そのほかに、知り合いの土建業者さんから発電機まで借りました。発電機はガソリンなどの燃料が必要ですが、スタンドは長蛇の列で大混乱。燃料の入手困難で使えませんでした。こんな時はやっぱりアナログ。燃料や電気がいらない足踏み式吸引器が一番頼りになったのでした。

（鈴木 夏江）

来るたびに同じ会話ではや三月《みつき》

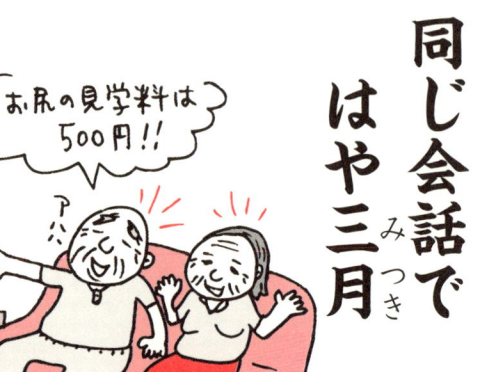

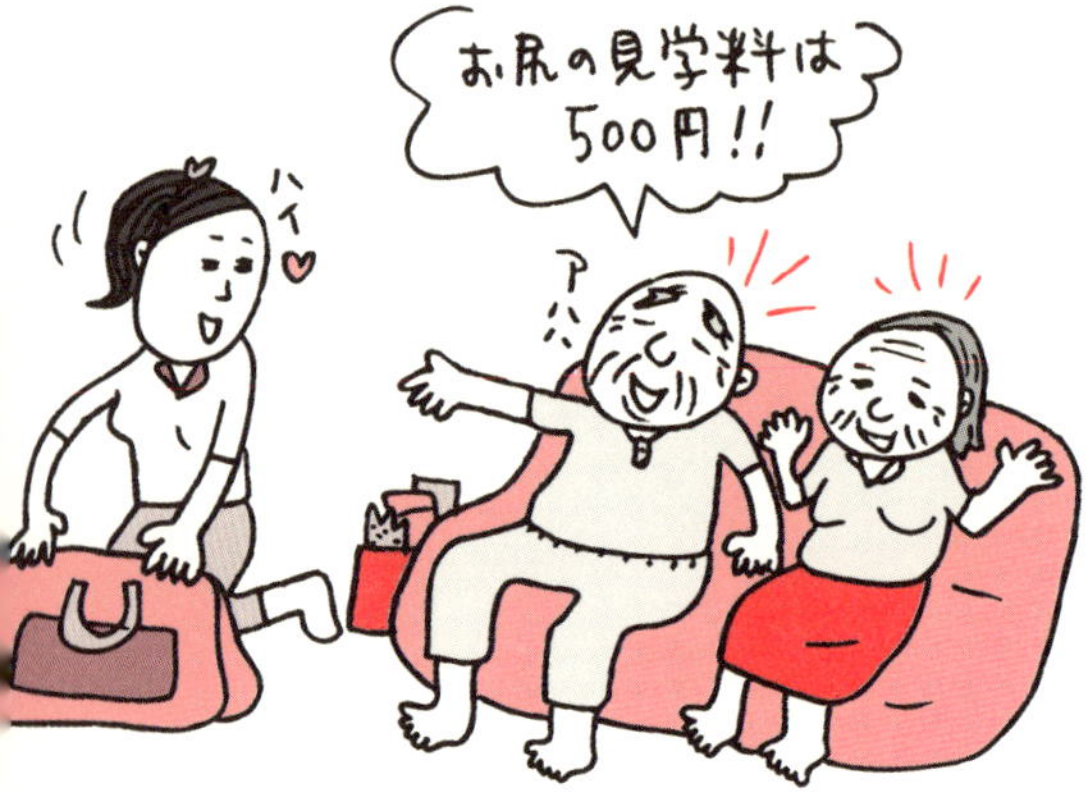

驚きと面白さにあふれる日常

核家族化が進み、高齢者だけの世帯が増えています。必然的に「老老介護」や「認認介護」と呼ばれるご夫婦や、独居生活をぎりぎりの状態で続けている方を訪問する機会が多くなり、訪問のたびにびっくりするやら面白いやらで、いろいろなエピソードが生まれます。

このところ、週に1回訪問しているご夫婦は、97歳と90歳とご高齢です。お2人とも、認知症がだいぶ進んではいますが、2人で補いながら、ヘルパーの生活支援を受けて生活されています。とはいえ、当のご本人たちは何の不自由もなく、いたって楽しく元気に暮らしています。

楽しそうなご夫婦に癒される

ご主人の日課は、革張りの大きなソファにステテコ一丁で座り、足をテーブルに乗せて一杯やりながら日がなテレビを見ること。ところが、ご主人のお尻には、だいぶ前から座り胼胝《べんち》ができていて、それを何度も剥《む》いてしまい、褥瘡になってしまいました。そのため、ステテコにはいつも血がにじんでいます。痛いものだから、奥さんが絆創膏を貼っていました。絆創膏といってもガムテープがベタベタと貼り付けてあるだけで、糜爛《びらん》している上に周囲にはかぶれもありました。

そのケアのために訪問看護が始まりましたが、「看護師です。お尻の傷を見に来ました」と毎回言わないと誰だか思い出してもらえません。でも、「お父さん、お尻の傷、見せてくださいね」と言うと、「はいよ。見学料500円。来年の12月31日にとりにいくよ」と言って、なぜか裸になって見せてくれます。

それからの会話も、毎回ほぼ同じです。「重そうなカバン持ってるね。歩いて来たの？」「今日は何件回るの？」「ゆっくりしていきなよ」——これらのフレーズはお約束です。最初は不安げだった奥さんも、今では一緒にコロコロ笑いながら、やはり同じ会話に仲間入り。とにかく明るくて楽しそうなご夫婦に、いつも癒されるのは私なのです。

（大嶽　朋子）

寄り添って笑って泣いて日々充実

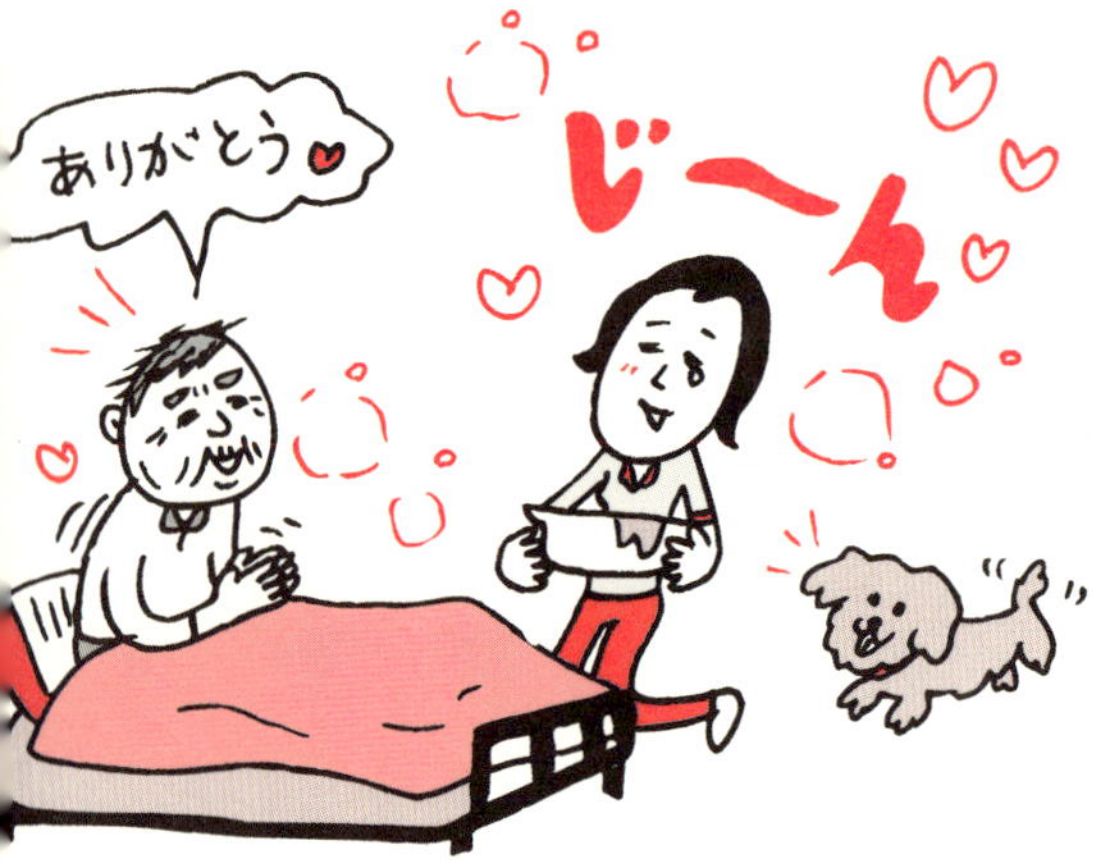

「ありがとう」の一言に救われる

訪問看護を始めてもうすぐ8年。2人の子育てに追われながら、自分自身も訪問看護に育てられた8年だったと思います。最初は病棟での看護との違いにとまどうことが多かったのですが、今ではすっかり訪問看護の魅力にとりつかれ、なくてはならない生活の一部となっています。

訪問看護の魅力は利用者さんが住み慣れた家でゆっくりかかわれること、個人差はありますが、比較的長期にわたって、その人の人生に寄り添えることではないでしょうか。

最初は〝看護師対利用者〟の関係で始まりますが、次第に〝人間対人間〟の信頼関係、「家族ではないけれど他人でもない」関係が築かれていきます。その関係を通して、心の温かさに触れ、癒されることがあります。

感謝されるために仕事をしているわけではないけれど「ありがとう」と言われたときや自分を必要としてくれるのを感じたときに、反対に救われる気がします。

訪問看護は〝感動の現場〟

また、訪問看護は1人ひとりの人生の最期にかかわることが多く、まさに命の現場だと思います。家族でない私が人生の最も大切なしめくくりの場にご一緒できることに喜びを感じます。

今までにたくさんのお別れがありました。ずっと続けていた訪問が入院や亡くなられたりして途絶えたとき、心にぽっかり穴があきます。こちらが利用者さんを支える立場でありながら、支えられていることに気づきます。どの人とも遠からずお別れになるからこそ、一緒に過ごす時間を一瞬一瞬大切にしようと思っています。1人ひとりとの思い出は時が過ぎても決して色あせることなく輝いています。亡くなられても、私の心の中でその人が見守ってくれているのを感じることができます。

訪問看護は涙あり、笑いありの〝感動の現場〟。この感動はほかからは得ることはできません。毎日楽しく仕事ができることに感謝しつつ、少しでも利用者さんのお役に立てればと思っています。

（酒井 祐子）

長年の介護でわかる夫婦愛

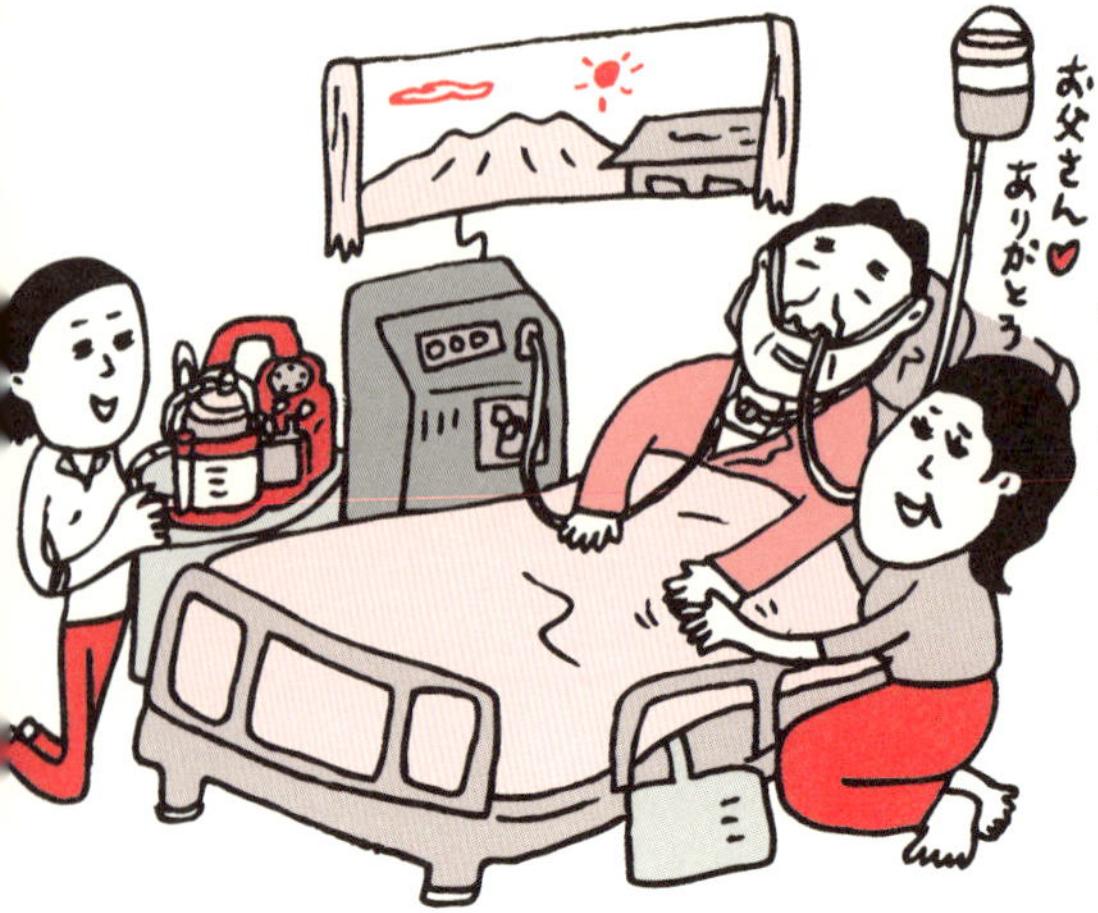

訪問看護に携わって14年、今は訪問看護を天職だと誇りに思っていますが、訪問看護を始めたばかりのころ、辞めたいと悩んだ時期もありました。そんな時期に携わった印象深いケースです。

素晴らしい夫婦愛

Hさんは60歳代の男性で、交通事故で頸髄損傷となり、寝たきりに。妻が20年以上介護していました。気管切開・在宅酸素・経鼻経管栄養・膀胱瘻・インスリン注射と朝から晩まで医療処置やケアが必要でしたが、介護サービスをほとんど使わず、妻が1人で介護していました。夫の介護は妻の生活の一部で、介護しながら家事もこなしていました。とても大変な状況でしたが、妻は一度も愚痴をこぼすことなく、いつも笑顔でした。

年末に訪問した際、その年、何度も入退院を繰り返した夫に、妻は「お父さん、今年も無事でありがとう」とケアしながら声をかけていました。退院したばかりのため頻回に吸引が必要で、妻の睡眠時間は3時間程度と過酷な状況。でも、夫に優しく感謝の言葉をかけていて、感動しました。すごい介護者です。素晴らしい夫婦愛です。

妻の感謝が訪問看護のやりがいへ

妻の介護歴は、私の看護師経験年数より長く、てきぱきと医療処置もこなしており、私は「訪問看護は必要ないのでは」と悩みました。そんな私に妻は「訪問看護を入れてよかった。私は〝何か変だ〟と異常はわかるけれど、医学的知識がないから不安でした。訪問看護を入れてからは相談もできるし、異常時は夜中でも来てくれて、安心して介護できます」と言いました。自分は必要ないのではないかと思っていましたが、妻から感謝され、訪問看護のやりがいにつながりました。

その後、Hさんは心不全で旅立たれました。数年後、病院の待合室で妻とばったり会ったとき、「今は孫の世話をしているの」と以前と変わらずいきいきした笑顔がありました。天国のHさんが、孫にバトンタッチして世話好きの妻に生きがいを与えているのでしょう。

（本間 時枝）

手応えを感じて徐々にオバサン化？

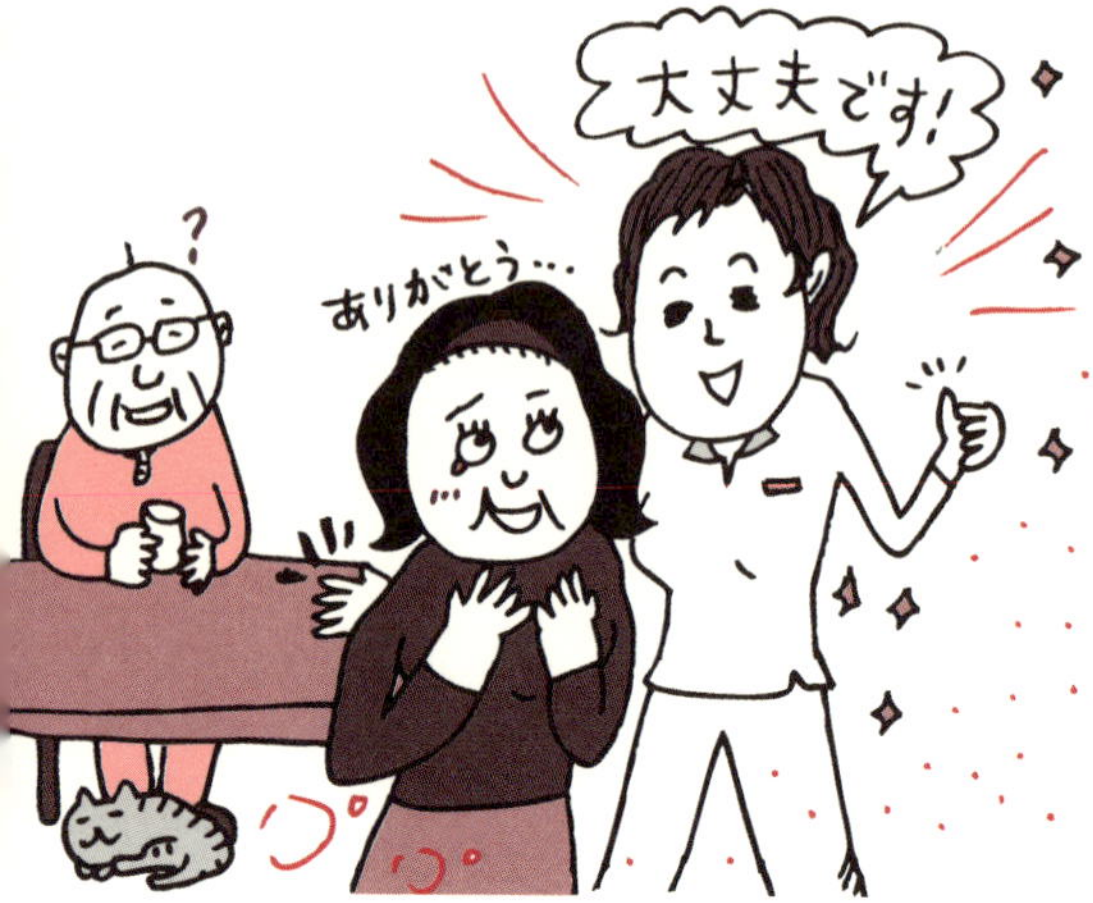

新人訪問看護師の〝不安〟

看護師歴5年8カ月、訪問看護を始めてまだ4カ月の新人です。27歳なので、職場では先輩から「若者」とよく呼ばれます。私の母親世代の方も多くいらっしゃいますが、フットワークの軽さやアグレッシブさにはいつも驚かされ、そして皆さんの優しさにいつも助けられています。

訪問看護を始めてすぐ、それまで勤めていた病院とは技術の内容が大きく異なり、不安と戸惑いを覚えました。1人では体位変換のできない方のオムツ交換・摘便・リハビリ……。今までの自分の技術に自信がなくなり、過緊張の状態で訪問していました。そして、その緊張が空回りにつながる、という悪循環でした。

利用者・家族の言葉を励みに

そのような状態で訪問していましたが、利用者さんやご家族の言葉に救われ、徐々に緊張がほぐれていきました。訪問の度に「大丈夫よ。慣れだから」と言ってくれた介護者の方、「声のかけ方が安心する」と言ってくれたALSの女性、「佐藤さんに来てほしい」と言ってくれた男性。さまざまな方々に温かく見守られていることを感じながら、徐々に自信を取り戻していきました。同時に「私にも訪問看護ができるんだ」という手応えを感じ、それがやりがい、楽しみに変わっていきました。

今は、認知症の義父を介護することに不安で泣いているお嫁さんに「大丈夫、ダメだったらまた考えましょう！」と笑いながら肩をたたいてしまうほどです。お嫁さんは「佐藤さんのほうがずっと年下なのに……。どっちが上だかわかんないね」と笑顔を見せてくれました。

最近、所長から「話し方がすっかりオバサン！」とご指摘を受けました。でも、この仕事においては安心感を与えることにつながるし、プラスになるのでは……と割り切っています。

さらに、所長の一言。

「プライベートと仕事では話し方変えないとダメよ！」

はい、〝婚活〟も頑張ろうと思います！

（佐藤 礼）

できること少なくなるがまだできる

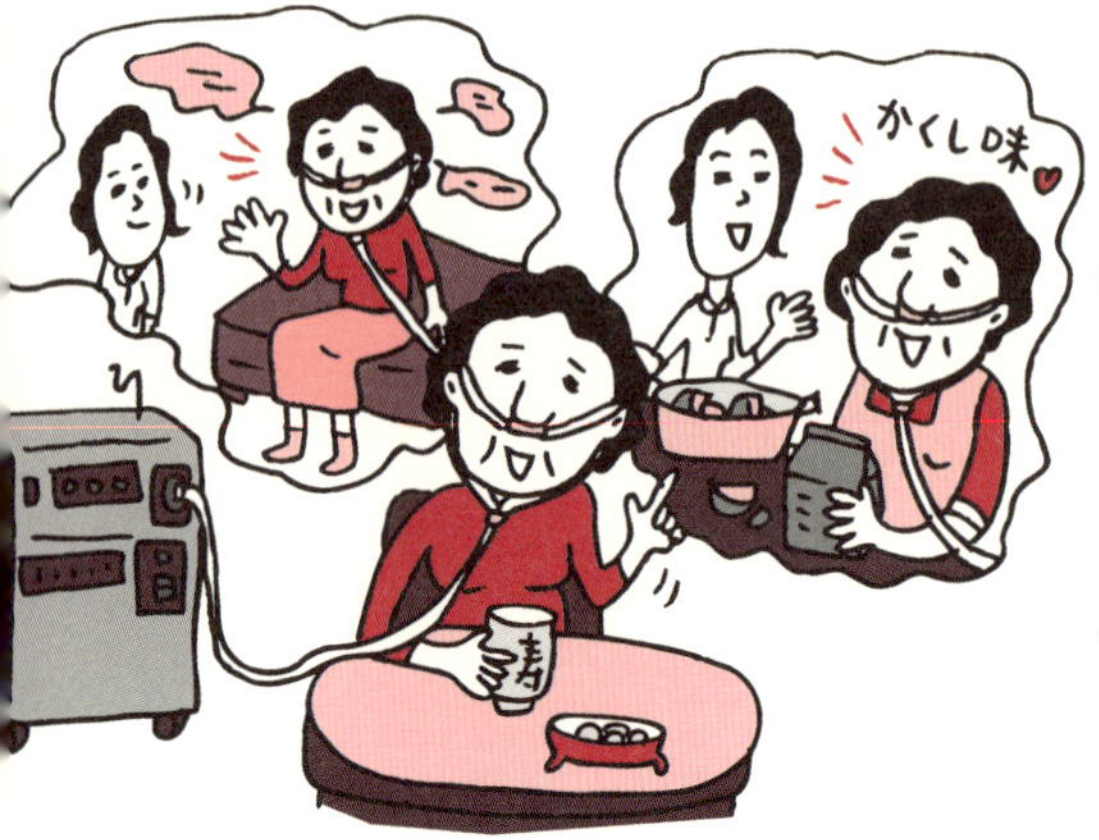

複十字訪問看護ステーションは、利用者さんの半数近くが呼吸器疾患患者です。HOT（在宅酸素療法）やNPPV（非侵襲的間欠的陽圧換気）をしながら在宅生活を過ごされています。訪問看護に携わって16年が経過し、人生観や死生観、病気との向き合い方など、多くを学ばせていただいています。

呼吸器疾患でも前向きなAさん

人は誰でも年齢を重ねることで〝老い〟を実感し、受け入れていかなければなりません。しかし、「どうしてできないの?」「どうしてこんなになったの?」とよく耳にします。

Aさんは70代の女性で、HOT・NPPVを導入しながら1人暮らしをされています。病院からの訪問看護開始当初から利用されているので長いお付き合いです。10代で結核を発病し、10年間の長期療養を経て社会復帰されました。そんなAさんは病気と上手に向き合っています。

「歳をとると今までできていたことができなくて大変。でも、まだ私にできることはあるわ、と自分を励ましているのよ。酸素が足りなければ在宅酸素を入れてもらい、料理も全部はできないけれど、大好きなカボチャをヘルパーさんに切ってもらって自分の味付けでおいしく煮て食べられるのよ」と笑顔で語られ、できる喜びをかみしめているように感じました。

〝できること〟に視点を向けよう

一般的に高齢になると「できなくなってしまうこと」が多く、うつ傾向にもなります。「その年齢にならないと本当の大変さはわからない」と言いますが、気持ちや考え方ひとつで前向きに生きていけるのだとAさんから教えていただきました。

「どうしてできないの？」と言われたら、その人のできることに視点を当て、褒めてあげましょう。ささやかなことでもよいのです。その人の心に響く褒め言葉を、優しくかけてあげましょう。

私もこれからの人生、〝老い〟を受け入れて自分のできることを褒めながら、かわいく歳を重ねていきたいものです。

（山川　裕見子）

食べられる希望が叶い満面の笑顔

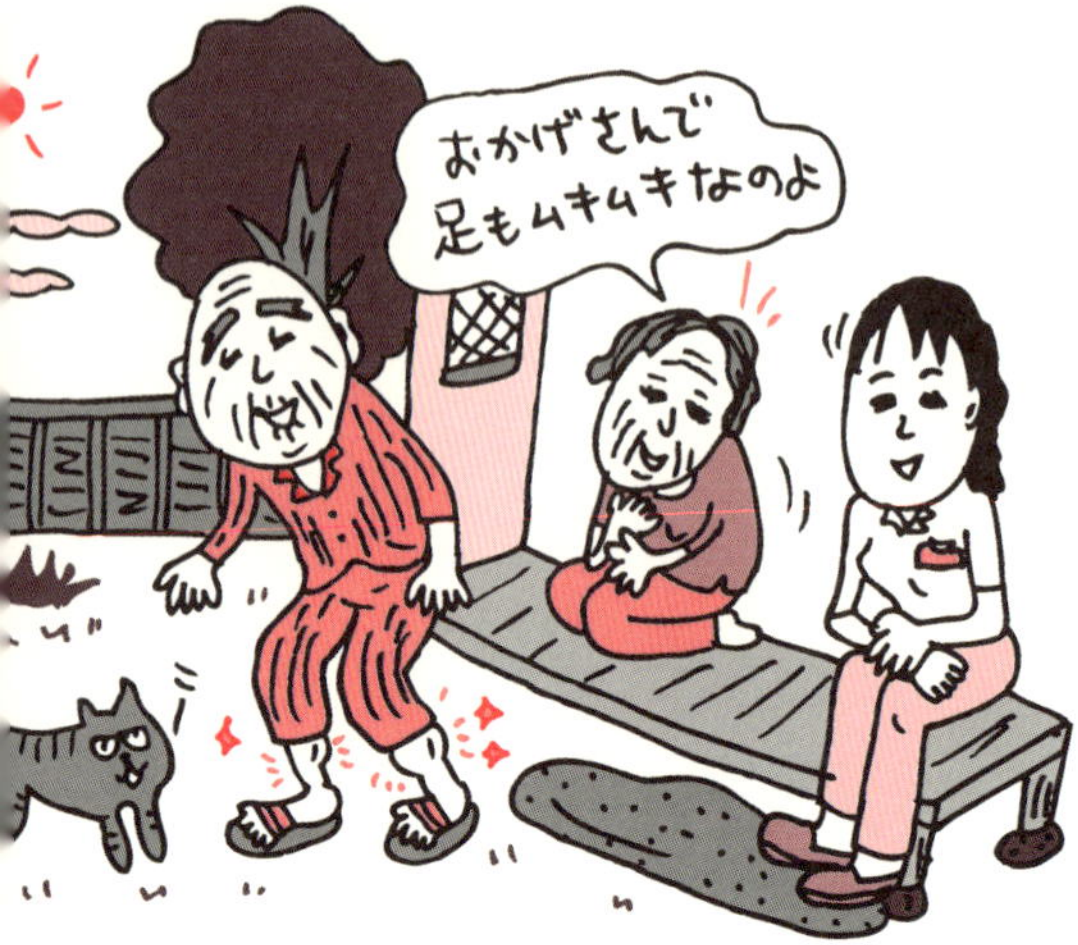

訪問看護を始めて7年目、たくさんの利用者さんとの出会いが私自身を成長させてくれました。経腸栄養や中心静脈栄養の利用者さんから「ごはんが食べたい」という希望が聞かれ、「一口でも食べさせてあげたい」という思いで訪問看護を続けています。食事が食べられるようになると利用者さんの表情にも笑顔がみられ、介護される方からも「介護のやりがいがある」という言葉が聞かれるからです。

食事とリハビリで筋力アップ

もうすぐ90歳に手が届くAさんは、入院中に誤嚥性肺炎を繰り返し、「経口摂取は無理」と中心静脈栄養で退院しました。退院時、身長155cm、体重45・6kg、TP6・4、ALB

2・4、BMI19、上腕周囲13・5cmで、低栄養のために筋力が低下し、寝たきりの生活でした。

本人と家族から「食べたい」「食べさせたい」と強い希望が聞かれ、嚥下評価の結果を主治医に報告し、許可を得て経口摂取を開始すると、Aさんは満面の笑顔を見せてくれました。家族はAさんの笑顔がうれしくて、食事の量を気にしないで、どんどん経口摂取を進めてしまうため、焦らないで嚥下訓練を続けるように指導しました。

その結果、誤嚥性肺炎を起こさずに、4カ月後には体重59・6kg、TP7・0、ALB4・0、BMI24・7で体重が14kg増えて上腕周囲25・5cm（+12cm）と筋肉量がアップ。自力でトイレや庭の散歩ができるようになり、中心静脈栄養は中止となりました。

やっぱり〝口から食べる〟ってすごい

さらに、Aさんは食事の摂取量も増え、会話もしっかりできるようになりました。介護度も要介護5から要支援へと6段階も改善したので訪問看護を中止することができました。最近では、庭の草取りもできるまでに元気になられたそうです。

口から食べることは〝生きる源〟。口から食べることで楽しみができ、栄養状態が改善します。これからも、1人でも多くの患者さんに一口でも経口から食べられるようなかかわりをしていきたいと思います。

（阿蒜 ひろ子）

食べて出す その営みが 超大事！

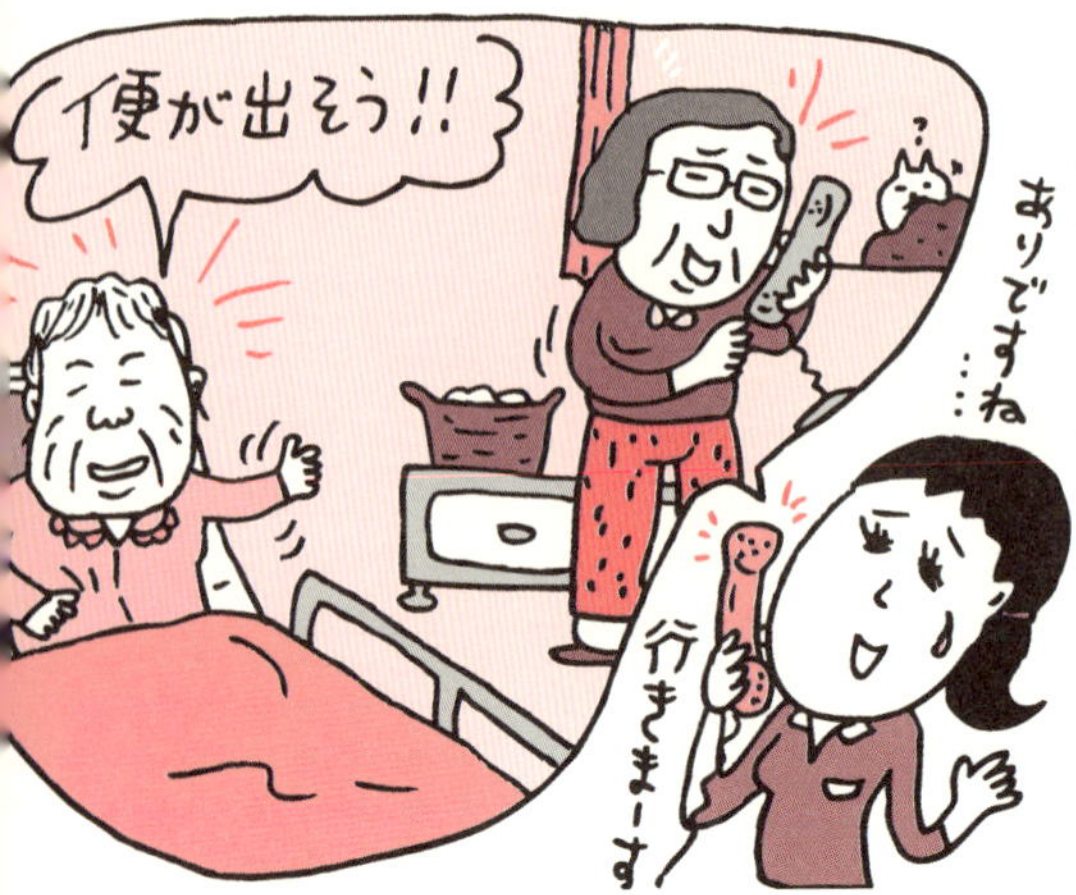

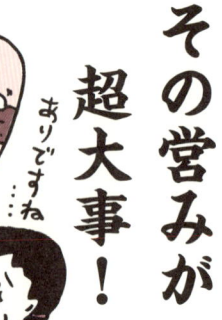

当たり前の生活を支える訪問看護

普段あまり意識しないで、当たり前にしている「経口摂取」と「排泄」ですが、それがうまくいかないと、利用者さん宅は大騒ぎになります。そこを訪問看護で支えていくことが、家で無事に生活するためのカギといっても過言ではありません。

Aさんは、数年前に膀胱がんで人工膀胱（回腸導管）を造設しましたが、その後、排尿トラブルでカテーテルを留置しました。消化液でカテーテルが閉塞するため、自分で毎日膀胱洗浄をし、便秘をすれば浣腸をしていました。

92歳を迎え、体力が衰えて横になって過ごすようになり、週2回は訪問看護で、その他の日は娘さんが膀胱洗浄をすることになりました。便秘に関しては、訪問時に腹部マッサージや浣腸で対処しました。

緊急訪問⁉

ある日曜日、Aさんから緊急の連絡で「娘が指を切ってしまった」と言います。「何で娘さんのトラブルで連絡したのだろう……」と思っていると、「だから、膀胱洗浄ができない。来てほしい」とのことで納得。訪問しました。

別の日、また緊急連絡があり、今度は「便が出そうで出ないから、来てほしい」とのことで訪問。その後も同じような訪問が時々ありました。ところがある日、また緊急で、「便が出そうなんだ。すぐ来て！」と連絡が。娘さんに電話を代わってもらい、「出るのなら、訪問する必要はないのでは？」と確認すると、「〝看護師さんに来てもらわないと、もし出なかったときに大変だ〟と、本人が言うので……」との返事。訪問し、栓をしていた硬い便を出すことにはなりましたが、「〝便が出そうだから、すぐに来て〟という、緊急訪問って……」とスタッフ一同苦笑いでした。

食生活の改善や下剤でコントロールできるケースもあれば、うまくいかないケースもあり、排便はエピソードの山。「食べる」「出す」は大事な営みであると実感しています。最後にもう一句。

「便出そう　そんな緊急　ありですか？」

（五十嵐　いずみ）

来てくれる そのことだけで 癒される

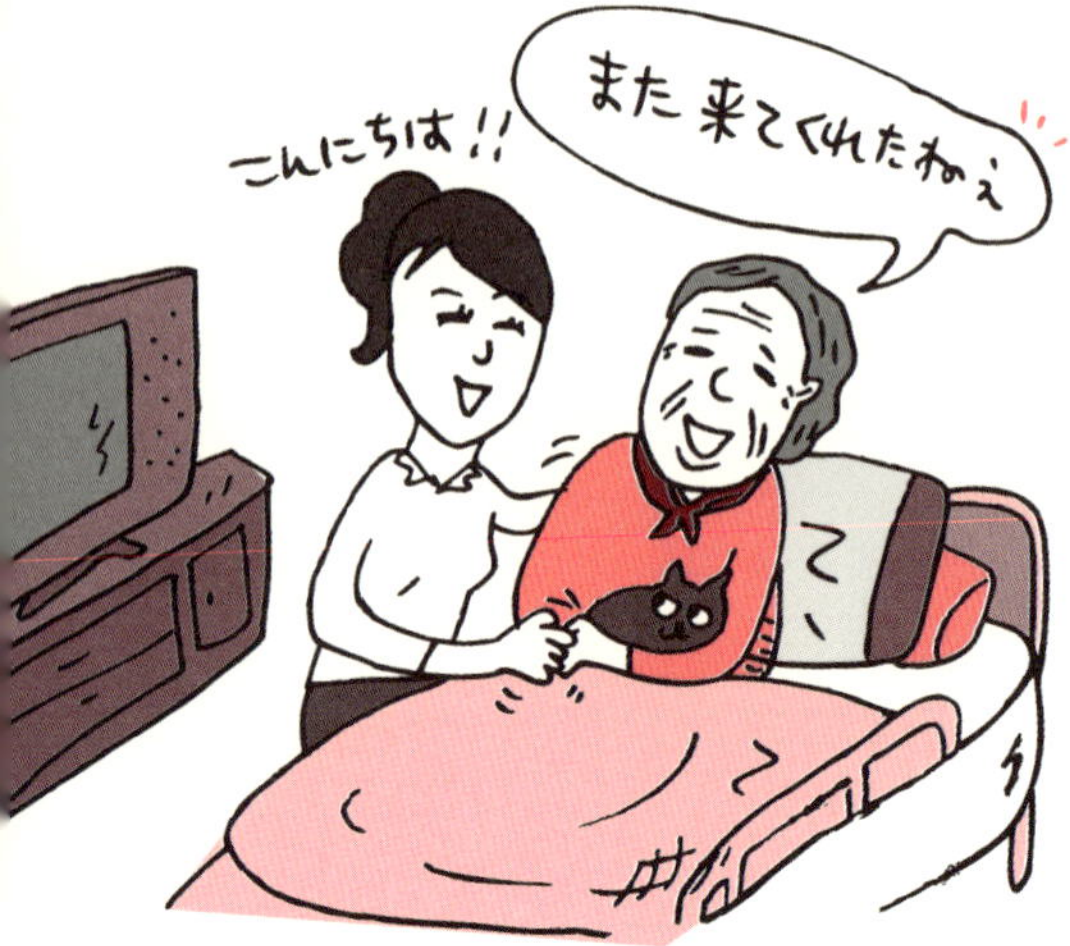

この川柳は、私が訪問看護で利用者さんにいただいたとても印象に残っている言葉で、「私こそ」と返したくなる言葉です。

「癒される」ということは、在宅で過ごす上で多くの利用者さんが最も感じたい言葉かもしれません。この言葉をおっしゃってくださった方は、看護師が家に来るというだけで安心感があったのかもしれませんし、在宅だからこそ〝癒し〟の力も大きかったのかもしれません。なぜなら、私には諸先輩方に勝る知識や経験、技術はなく、ただ笑顔を忘れず、その場でできる看護を行い、手を握り、寄り添い、その方の言葉に耳を傾ける、そういったことしかできなかったのですから。

在宅療養に欠かせない〝癒し〟

岐阜県看護協会が主催する「訪問看護師養成講習会」を受講し、訪問看護の歴史や醍醐味、そして訪問看護が〝日本の看護の原点〟であることを学び、「私も始めたい」と思いました。当初は他事業所に勤務し、実践による多くの学びを得ました。その後、「自分にできることはほかにないか」と考え、私は開業に踏み切りました。

病気になって初めてわかる健康のありがたさ、初めて知る在宅療養生活の大変さや不自由さ。多くの困難や悩みが次々とあふれ、困惑し、疲労感にさいなまれてしまう方も少なくなく、〝癒し〟を求めているのだと思います。

また、在宅サービスの利用方法がわからず、大変な思いをしている方もいるでしょう。在宅療養を支えるサービスは多くあり、訪問看護もその1つです。ご自身やご家族が在宅療養を必要とする前に、もっと当たり前に情報があれば、いざというときにすぐにご利用していただくことができるのです。

利用者を〝癒せる〟看護師に

〝癒し〟は心身ともに持続的・恒久的・継続的な安らぎの効果をもたらすそうです。ならば「在宅で少しでも癒せる看護師になりたい」「そういう看護師を増やしたい」と思います。社会全体が〝癒される在宅療養の場〟になるよう、地域の訪問看護ステーションとして働きかけていきたいと思います。

（高橋　陽子）

「来てくれた！」安堵の笑顔がエネルギー

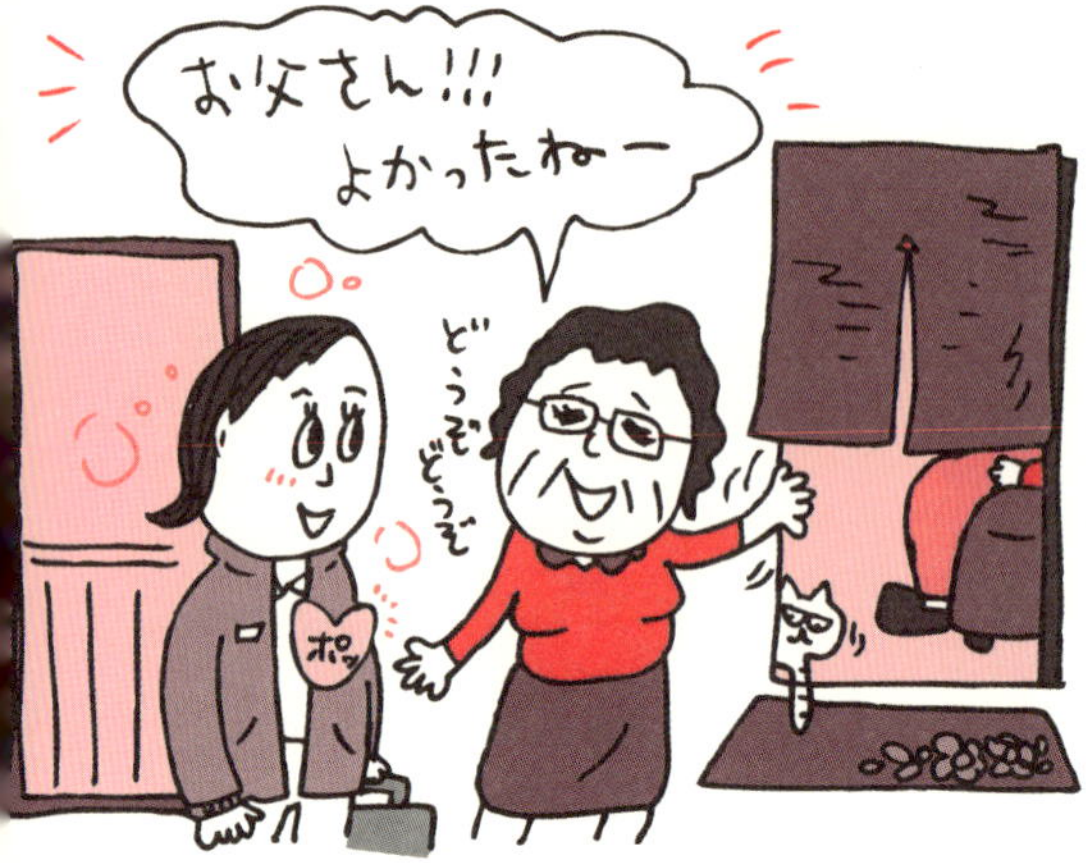

奥さまの不安そうな声

正月の夕方、緊急電話のお相手はAさん（70歳男性）の奥さま。「暮れから、お父さんが話さないし笑わないんです。食事はとれているし、大丈夫だと思うんだけど」とおっしゃいます。

Aさんは、奥さまと2人暮らし。20年前に脳出血で倒れて左半身麻痺があり、認知症が進んだため、訪問開始となったばかりの利用者さんでした。受話器の向こうの奥さまは、とても不安そうでした。「今からうかがいましょうか？」と言うと、「来てくれるんですか？」の声。すぐに向かいました。15分ほどで到着すると、奥さまはAさんに向かって、「お父さん！　看護師さんが来てくれたよ！」と言いながら、満面の笑顔で迎えてくれました。

「〝ない〟なら、私がやろう」

栃木県那須烏山市は人口2万9000人、高齢化率は2014年には30%を超える見込みです。しかし、24時間対応の診療所も訪問看護ステーションもなく、〝在宅ケアの空白地域〟と言われていました。勤務していた病院の救急外来に、お年寄りのご遺体が救急車で搬入されるのを何度も目にし、「なぜ自宅で死ねないのか……」との思いがつのりました。

「〝ない〟なら、私がやろう」――そう決心して、在宅ケアに関しての知識を得るため、まずはケアマネジャーの資格をとり、講演や研修を数多く受講しました。同時に、ボランティアとして市の行事に積極的に参加し、女性消防団にも入り、地域の人との交流に努めました。

そして2012年3月、市内の中核病院を退職し、5月に「訪問看護ステーションあい」を立ち上げました。看護師のスタッフは、私以外にはパートさん4人（常勤換算2・5人）。訪問看護の経験は誰もなく、24時間対応体制は私が請け負っています。〝空白地域への挑戦〟は、「訪問看護って何？」から始まり、あっという間に9カ月が過ぎました。

Aさんの奥さまは言いました。

「看護師さんが来てくれるだけで安心するの」

訪問先でのこの一言が、何より私の原動力です。

（横山 孝子）

ラポールで言葉なくても豊かな間

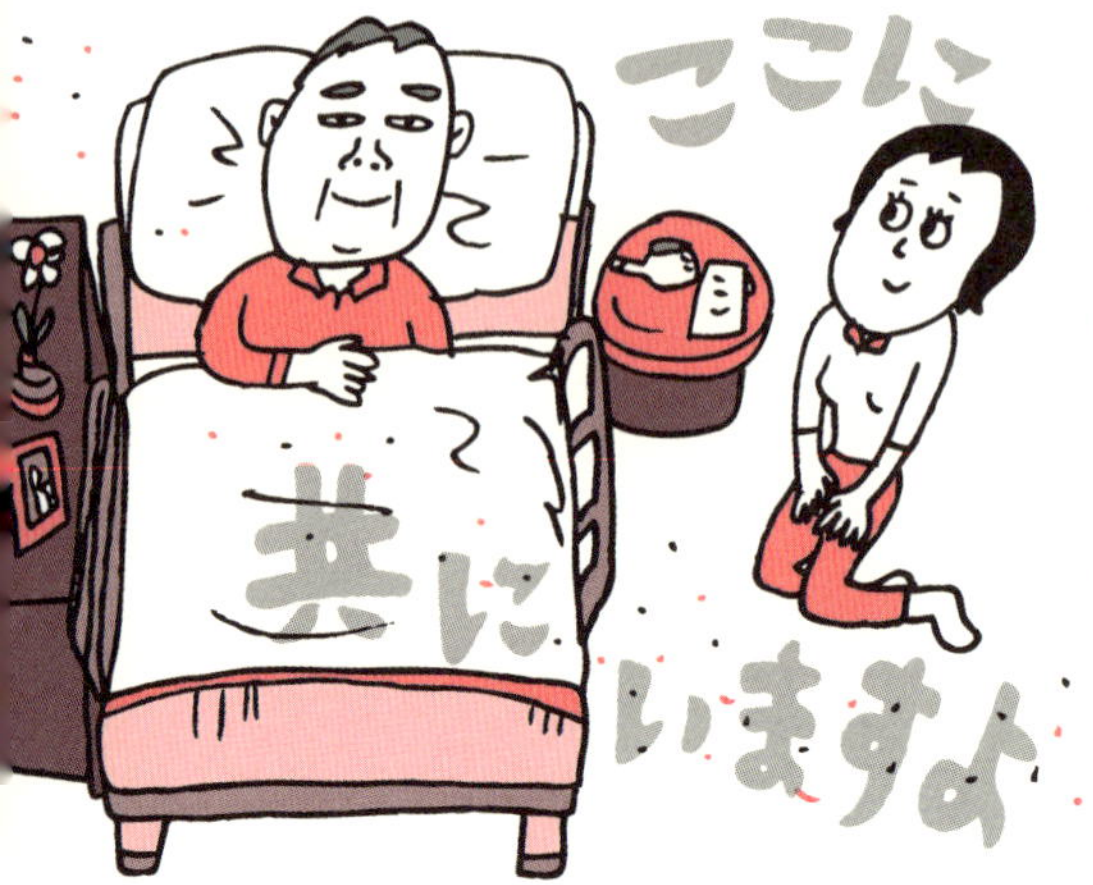

さまざまなコミュニケーション

コミュニケーションの7～8割は非言語的なもので、その場に共にいるだけでコミュニケーションが成立することもあります。訪問看護では言葉のメッセージに加え、場の雰囲気や家族の関係性など、かかわり全体から手がかりを得てアセスメントし、その方々の人生に寄り添うことが大切です。さらに沈黙の時間は深い心情を察したり、考えを整理したり、次のステップを検討したりと、相互の心情をくみとる貴重な時間にもなります。

訪問看護の醍醐味

Aさん（65歳）との出会いは、私がAさんの実母のケアマネジャーをしていた約12年前。実業家だったAさんは、190cmを超える身長でスーツを着こなして威厳がありました。その2年後、Aさんは転倒による脳挫傷で常時見守りを要する状態となり、私がケアマネジャーとなって約10年が経過しました。

　Aさんはユニークな方で「夏でもfor《ふ》 You《ゆ》（冬）」「朝でも絆（晩）創膏」「氷はこりごり」「一つでもてん（10《ten》）茶」、そして桜の季節には奥さまと私を見て「桜は桜でも姥桜」等、会話の途中で笑わせていただくこともたびたびでした。

　その後、Aさんは膵臓がんの末期状態と診断されました。治療の効果が厳しくなり、自宅療養を希望されて訪問看護が入りました。Aさんは人生の終盤が近づくにつれ、お話が難しくなりました。奥さまに指でサインを出したり、小さくうなずいたり、アイコンタクトで会話されたりと、ご夫婦の絆にただ感心して見守る時間が多くなりました。

　訪問看護師もわずかなAさんの反応に配慮しながら、時にはケアの手をとめて沈黙を共有するだけの時間を過ごすこともありました。Aさんのユニークな言葉が走馬灯のように浮かび、出会ってからの月日で積み重なった人柄も頭をめぐります。言葉は存在しなくても「ここにいますよ」とメッセージを発信しながらかかわることで、豊かな時間をともに過ごせます。訪問看護の醍醐味の1つを感じさせてくださったAさんとご家族でした。

（松谷 依子）

食べて飲み人生最期の千秋楽

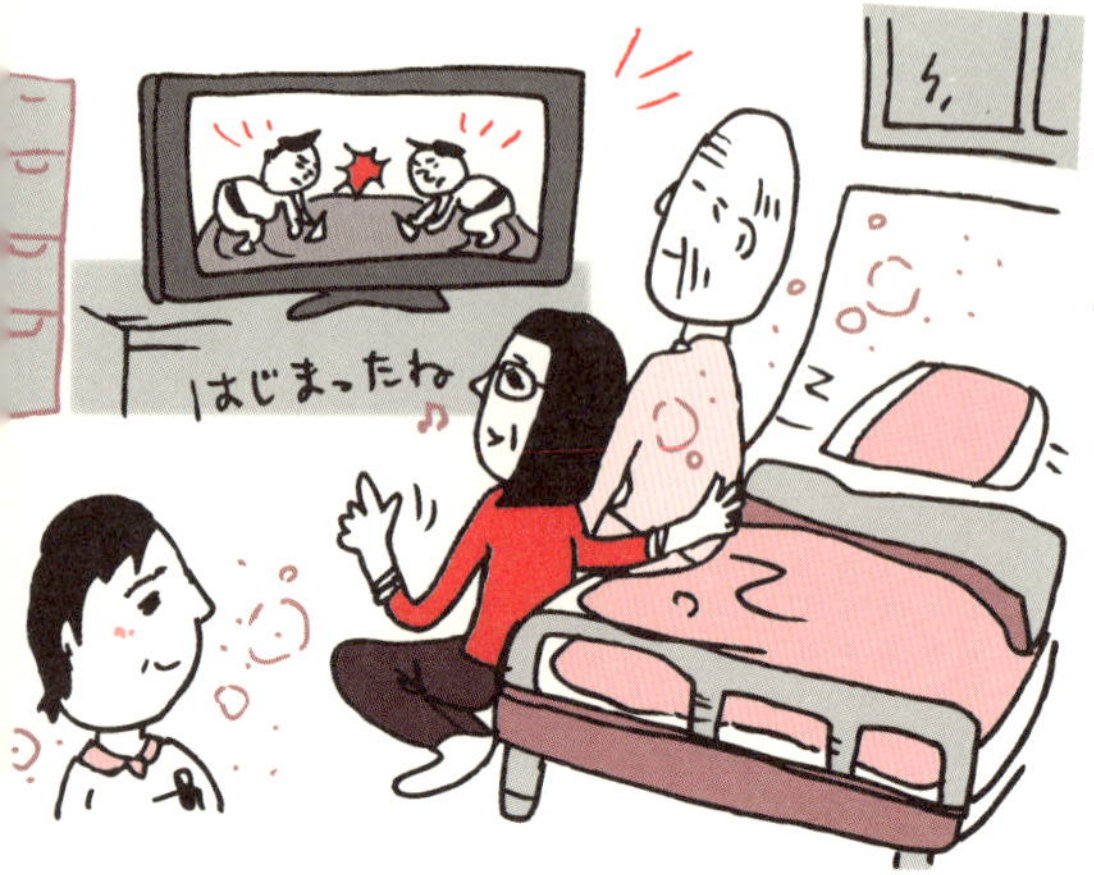

病院を転々としてきたAさんの入居

6年前に、思い切って在宅看護の世界に飛び込みました。訪問看護ステーションで3年ほど修行した後の2011年6月に独立。NPO法人格を取得して訪問看護ステーション「ひなた」を開業し、同時にホームホスピス「ひなたの家」も立ち上げました。設立後2年が経過し、さまざまな出会いと別れを経験しました。

90歳を過ぎるまで大きな病気もせず、奥さんに先立たれてからは1人でつつましく暮らしていたAさん。3年前に脳梗塞で倒れてからは、嚥下障害のために「まったく口からの摂取ができない」と判断され、経鼻経管栄養を受けながら病院を転々としてきました。娘さんが「ひなたの家」を見つけて入居を決められた際、涙を流しながら「ここにずっと居ていいんですね」と言われた言葉を今でもよく覚えています。

Aさんは、病院で両手にミトン（抑制具）をつけられて、ずっと寝たままの状態。手足の関節は固くなり、会話もほとんどできませんでしたが、たんの吸引の際には最大限の抵抗をされていたそうです。そんな状態を見てきた娘さんの希望は「命が短くなったとしても、好きなものを食べてお父さんらしく過ごしてほしい」でした。

職員のカップラーメンがきっかけで……

在宅医のサポートと根気強いケアによって、徐々に回復されたAさん。吸引の恐怖からか、口を触られることを拒否し、食事に興味を示しません。それでも何とか口腔ケアを続け、一緒に食卓を囲んでいたある日、職員が食べていたカップラーメンを指さして「それを持って来い」というしぐさ。そのまま介助で、一口二口、ラーメンを食べられたのです。その後、少しずつ食べられるようになり、晩酌までされるようになりました。

亡くなる前日、娘さんと一緒に大好きな大相撲千秋楽を凛とした表情で見ておられた姿が印象的でした。食べて飲んで、千秋楽を見て、「最期までAさんらしい」と思いました。

（金居　久美子）

摘便でたくさん出させ達成感

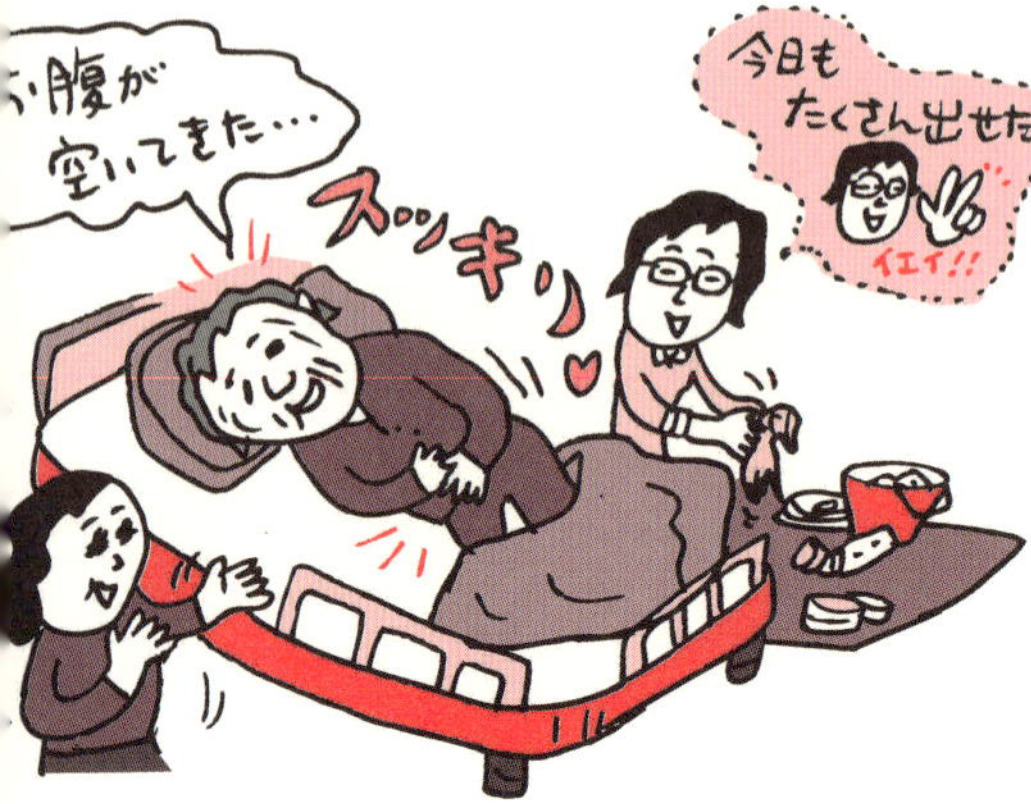
腹が
空いてきた…
スッキリ
今日も
たくさん出せた！
イエイ!!

老衰、看取りと言われて早4年

重度認知症のIさん。在宅看取りに向けた退院前訪問を行い、皮下輸液とバルーンカテーテルをしたまま退院しました。「年も年だし、老衰です」と言われて、看取りを覚悟したお嫁さんは「娘のようにかわいがってもらったから、家で看取りたい」との思いで在宅介護を開始しました。

退院直後は食べられるときと食べられないときのムラがありましたが「無理して食べなくても、食べられるときに好きなものが食べられればいい」と話していました。

退院時のサマリーに「排便はあり」とありましたが、訪問時の全身状態の観察の中で、溢流性便秘であることがわかりました。直腸診をすると、便がたくさん詰まっていることがわかったため、排便援助を開始。定期的に排便するうちに、食事量が増えてきました。

認知機能障害のため会話が成立しないこともありますが、言葉数も増え、皮下輸液も終了となりました。看取りを覚悟しての退院から早4年。寝たきりの状態ではありますが、バルーンカテーテルも抜くことができ、今でも元気に過ごされています。

人間の生理的欲求を回復することの重要性

訪問看護では、排便援助が看護計画に上がることが多々あります。「1日の訪問がすべて排便援助」も珍しくありません。摘便はつらいケアではありますが、便をたくさん出せたことに〝達成感〟を感じる訪問看護師はもう〝職業病〟と言っても過言ではありません。お昼時にどれだけの便が出たのか話すことも〝職業病〟の1つです。

排便は、人が生きていく上で欠かせない基本的な生理的欲求の1つです。認知症の方は便秘になることでBPSDが出現したり、悪化したりすることもあります。便秘が生命を危機的状況に追いやる要因にもなりかねません。Iさんのケアを通して「食べて」「出して」「寝る」という基本的なことを整えることがどれだけ大事かを教えてもらいました。

（小暮 和歌子）

「食べてみて」しょっぱいお汁粉おもてなし

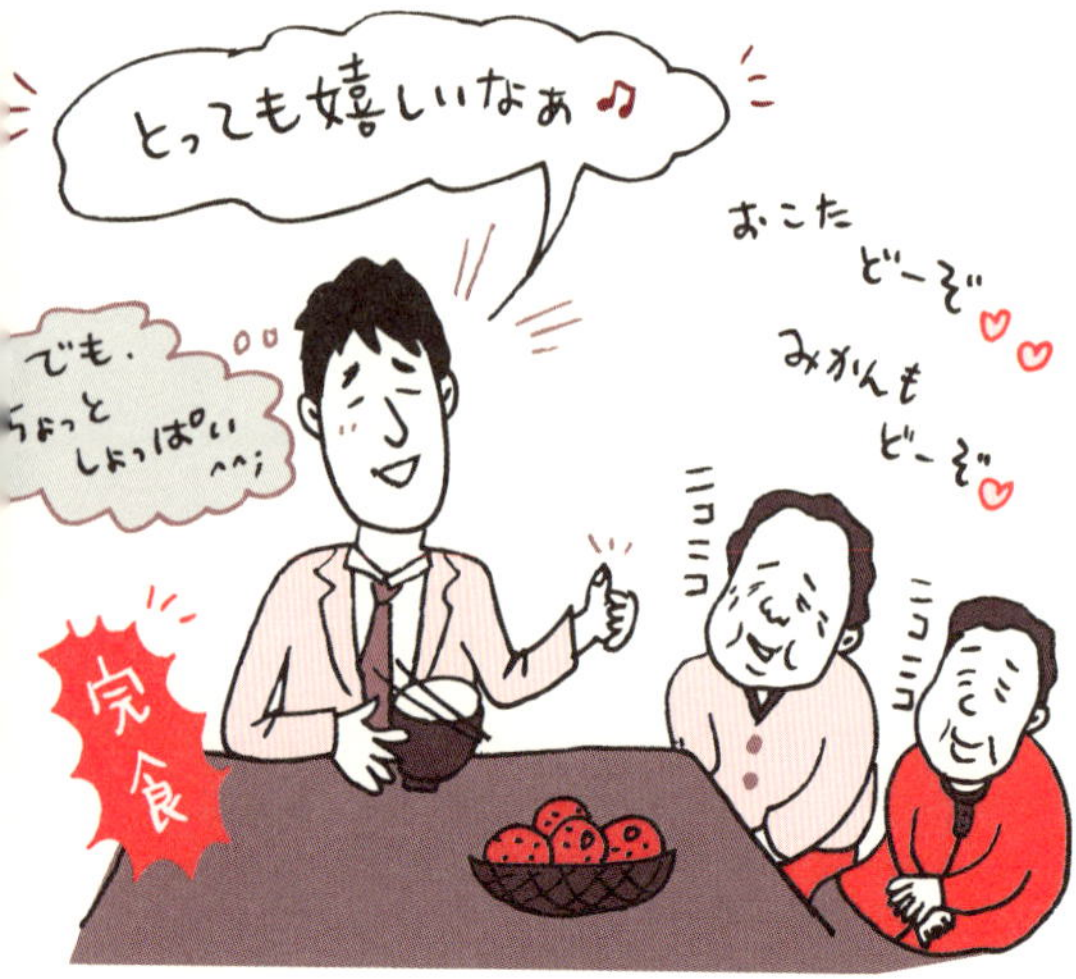

とっても嬉しいなぁ♪
でも、ちょっとしょっぱい^^;
おこたどーぞ♡
みかんもどーぞ♡
ニコニコ
ニコニコ
完食

私は訪問看護を始めて4年目の看護師です。以前は聖路加国際病院の救命救急センターで高度医療を行っていたのですが、家に帰りたい人が、地域で豊かに暮らせる仕組みをつくり、サポートしたいと思い、訪問看護ステーションを開設しました。

お汁粉でおもてなし……ところが!

訪問看護を始めて2年目の冬のことです。私は、姉妹で暮らしている認知症の方の家に訪問していました。おふたりとも90歳を超えています。姉妹は人をもてなすのが大好きで、訪問すると、いつも「まずこたつで温まってください」と言ってくださいました。私は「その人らしさを尊重する、笑顔になれるケアだ」と思い、いつもおもてなしをありがたく受けていました。

姉妹の世代的に、家に医療者が来ることは珍しく「こたつに入って先生にみてもらえるなんて、バチが当たりそうだわ」と言いながらも、私たちの訪問をいつも楽しみにしてくださっていました。

ある寒い日のことです。訪問するといつものようにこたつに入るようすすめられ、そして「寒かったでしょう。いつも寒い中、来てくれてありがとう。本当に感謝してもしきれんね。よかったら食べて。先生は大きいから大盛りにしときましたよ」と、お汁粉を出してくださったのです。

ところが、そのお汁粉は塩の味しかしないくらいしょっぱかったのです。しかも大盛り。どうやら味見をせずに塩を入れ過ぎたようでした。

でも、私たちを受け入れ、感謝してくださっている――そんな気持ちからお汁粉を出してくださったんだと思うと、うれしくて温かい気持ちになりました。お汁粉はゆっくり飲み干しました。

訪問看護はクリエーティブな仕事

利用者さんの中には意思疎通が難しい方も少なくありません。ただ、私たちが誠実に、心を込めてケアすることで思いが通じ、いろんな形で感謝し合うことができます。訪問看護は、そんな個別性が高く、クリエーティブな仕事なんだなとあらためて感じることができた素敵な時間でした。

（藤野　泰平）

満開の桜を見上げ偲《しの》ぶ人

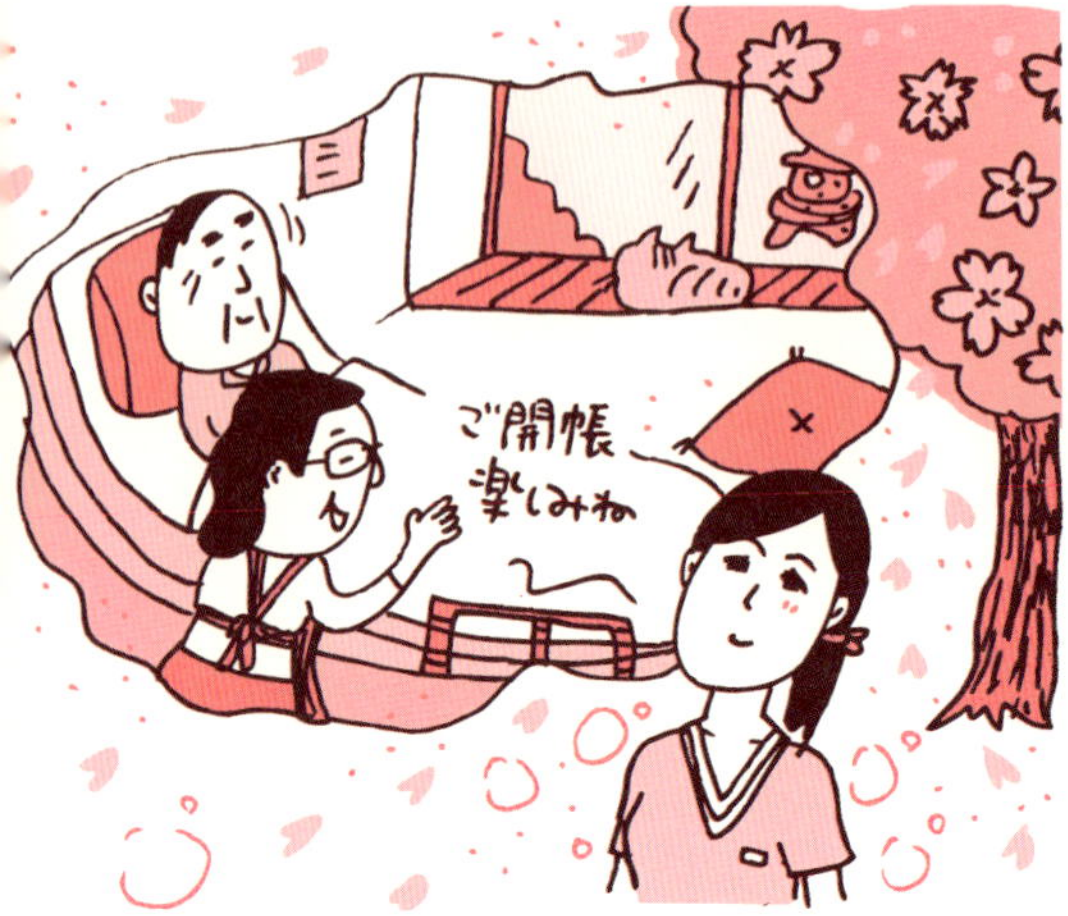

寒い季節の温かい気遣い

今年の冬は、雪が毎週のように降る、寒い寒い日が続きました。

訪問予定の利用者さんやご家族は、雪の中を車で訪問に向かう私たちを心配して「今日はお休みでいいですよ」と言ってくださいました。しかし、1回でも訪問がなくなると、その方と会える機会が減ってしまいます。

なんとか別の日に訪問できないかと慌ただしく調整した日々が、ついこの間のように感じられます。

いくつもの尊い瞬間を胸に

訪問のとき、利用者さんに「寒いね。温かくして風邪ひかないでね」と声をかけていたのが、「だんだん暖かくなってきましたね」になり、「桜のつぼみはいつ咲くかなぁ」と、会話の内容が変化していきました。

やがて桜の花が咲き、青空の下で満開となり、春の雨ではらはらと散って――そんな季節の変化を、私たちは利用者さんやご家族と一緒に感じています。

その一方で、この瞬間を一緒に感じることができなかった方々もいました。

「先生が〝そんなに長くはおうちにいられないかもしれない〟って言ったから、私がなんとかしてやるんだって思っていたけれど、まさかこんなにあっという間だなんて……。でもね、病院から退院して家に帰ってこられてよかった。訪問看護師さんやケアマネジャーさん、先生にはよくしてもらいました。ありがとうございます」

と、言っていたあのご家族は元気にしているかなぁ。

「40年に1回の氏寺のご開帳があるから、それまでは生きていたい」

と、言っていたあの方は、その日を待たずに逝ってしまったなぁ。

今、満開の桜を見上げながら、その方々の表情や言葉を心の中でそっと思うのです。

そしてあらためて、訪問で出会う人とのその瞬間が、二度とない、かけがえのない尊いものだと感じながら、毎日訪問しています。

（鈴木 朋子）

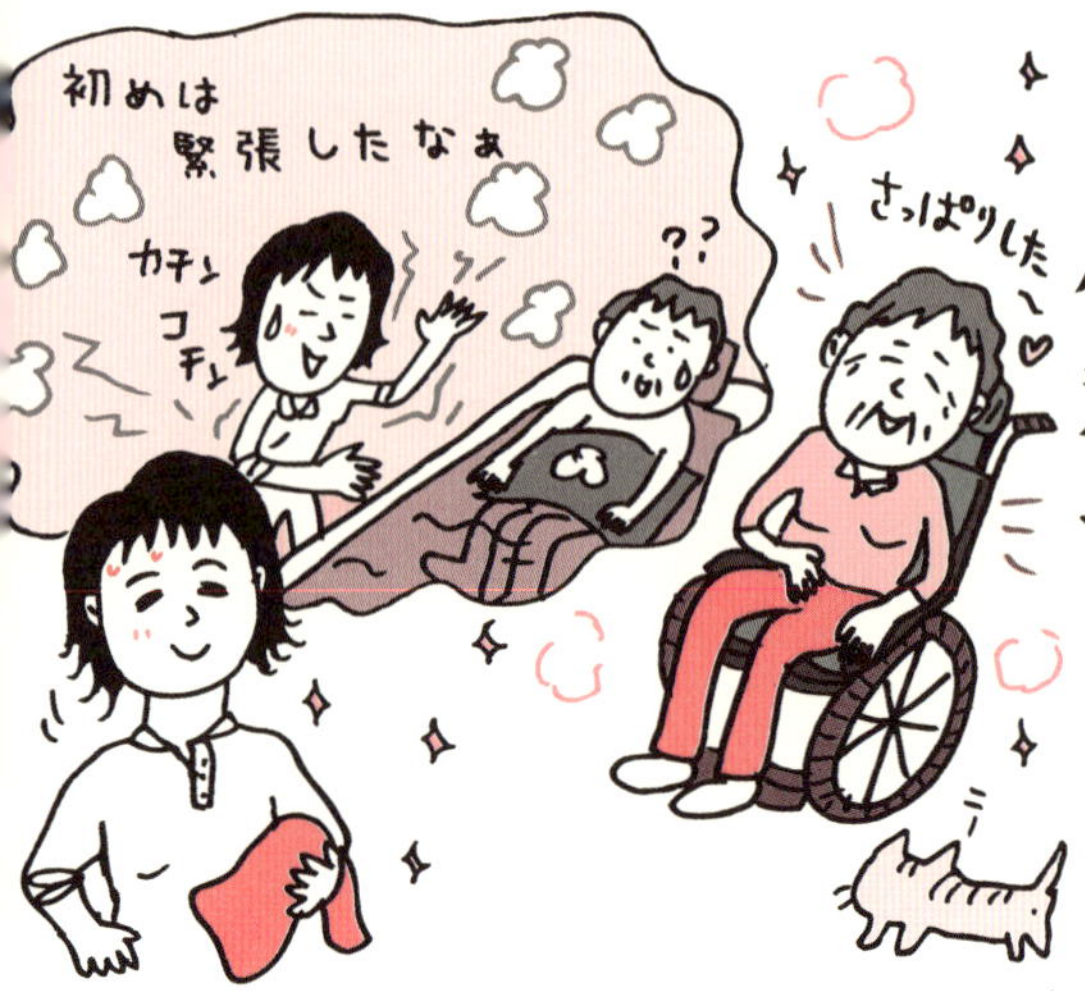

緊張もいつしかほぐれ信頼へ

不安でいっぱいの新人時代

初めは先輩の訪問看護師と同行し、「次は1人でも大丈夫」と言われて、単独で訪問するようになります。でも、いざ1人で訪問するとなると、いろいろな心配事がありました。

利用者Aさんのお宅に着き、「今日は1人?」と聞かれて、途端に緊張感が高まります。「長く訪問してくれている別の看護師ならいいのに」。そんなAさんの声が聞こえてきそうです。ケアの方法も室内の配置も覚えてきましたが、それでも不安なのが新人です。

ややぎこちなく会話しながらAさんのバイタルサインを測定し、体調の変化についてお話を聞きます。

そして、いよいよ、私にとってのメインイベント〝入浴介助〟。Aさんは脳梗塞の後遺症で片麻痺があり、浴室の出入りに少し〝技〟が必要でした。

今なら、利用者さんの体や浴室の構造などを踏まえつつ、どんな〝技〟が必要かわかります。でも、当時は「できるとは思うけど、うまくできる自信がない」というのが本音。それでも、安全に入浴介助を終え、その後はお互いに少しリラックスして話ができました。

それが数回繰り返され……。気がつくと「竹森さんが来てくれると安心」という言葉をいただけるようになっていました。

安心と信頼が生まれるまで

利用者さんが感じている不安の中身は、それぞれ違います。Aさんの場合は、怖い思いをすることなく入浴できたこと、そして私が「ここはしっかりやりますね」と声をかけることで意識的にケアを行っていると知ってもらったことも安心や信頼につながったのだと思います。そんなふうに関係性が変わっていくことも訪問看護の醍醐味です。

訪問看護の場面では、看護師の1つの言動は多くの看護につながっています。「ケアや行動の意味を言葉で伝えること」、そして「ケア技術の〝理屈〟を伝えること」。新しく訪問看護を始める看護師が、できるだけ安心して訪問できるように、このことを大切にしていきたいと思います。

（竹森 志穂）

毎日が異文化ケアと女優業

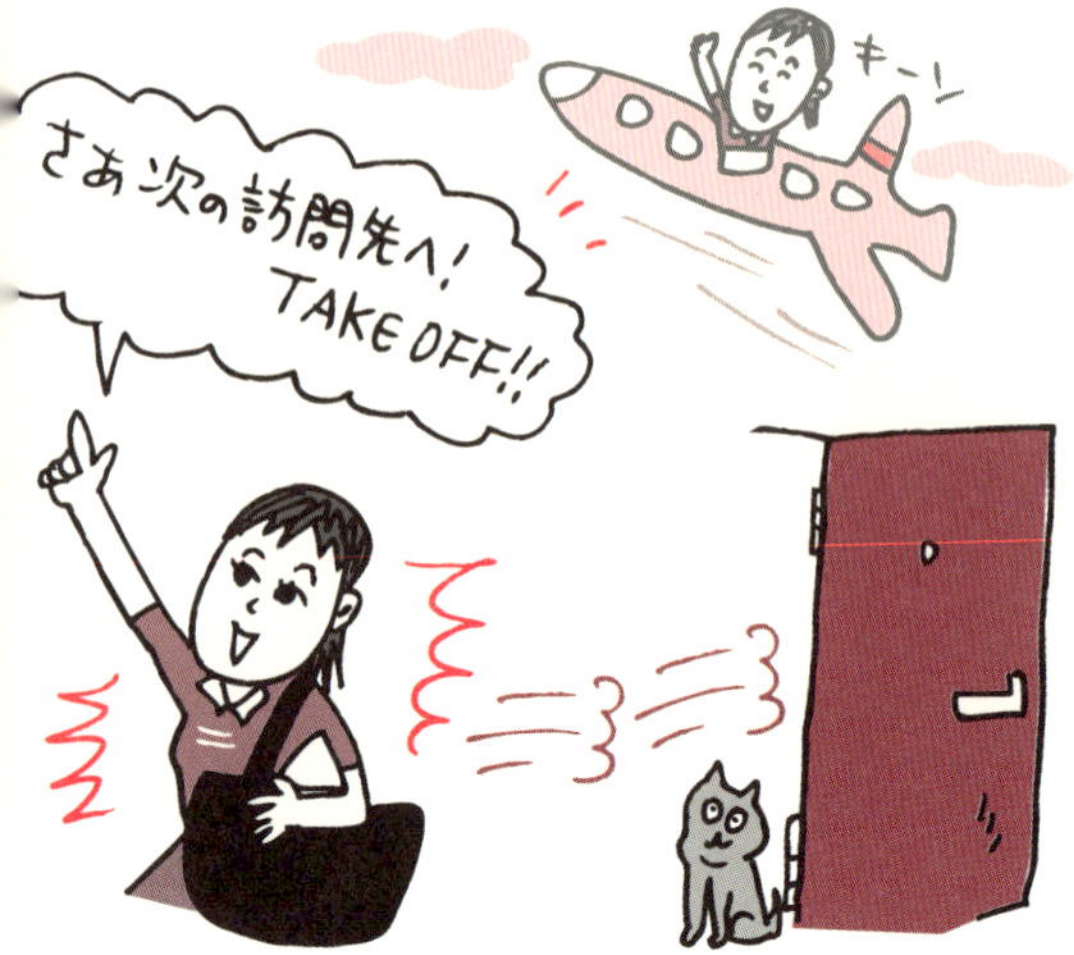

家ごとにある歴史と文化

私が看護職をめざしたのは、途上国の人々が自分たちで健康を守れるように支援する専門家である保健師になりたいと考えていたからでした。ところが、大学のサークルで国際交流などに励んでいたある日、地域看護の講義で訪問看護について知りました。看護職が地域で主体的に活動する姿に大きな魅力を感じ、あれこれ悩んだ末、卒後3年目にして訪問看護師となり、早15年になります。

途上国支援から超高齢社会で高度医療を提供する日本の訪問看護へと、ずいぶん対照的な道に来たと思われるかもしれません。でも、病気や障害を持って地域で暮らす環境が必ずしも豊かとはいえない今、「人が生きることや死ぬことが、今のままでいいのか？」という思いは共通しています。

同じ日本でも、地域ごと、1軒1軒の家ごとに、長年かけて培われてきた考え方や慣習、価値観の違いがあります。それらは一種の〝文化〟といえるのではないでしょうか。

押しつけず、言いなりにもならず

文化に〝良い・悪い〟や〝高い・低い〟はありません。国際援助において、相手の文化を考慮せず、他国の価値観や医療者の論理を押しつける方法では、支援自体を現地の方に受け入れてもらえません。それでは現状に変化を起こすチャンスをお互いに失ってしまいます。

訪問看護でも、地域や家族、あるいは関係する他職種・他機関の〝文化〟を理解し尊重しながら、お互いの価値観を融合していく〝異文化ケア〟が大切です。押しつけず、といって言いなりになるわけでもなく——相手に伝わる言葉や表現でアプローチしていく必要がある私たち訪問看護師は、時には明るく、時には厳粛に役を演じる女優（俳優）兼演出家としての手腕が問われます。

ドアの向こうに固有の世界があると思うと、毎日が世界一周旅行のようです。異文化との出会いに目を丸くすることもありつつ、その場に応じた役づくりを楽しんでいます。

（宮田 乃有）

病越え家族と生きるさあわが家

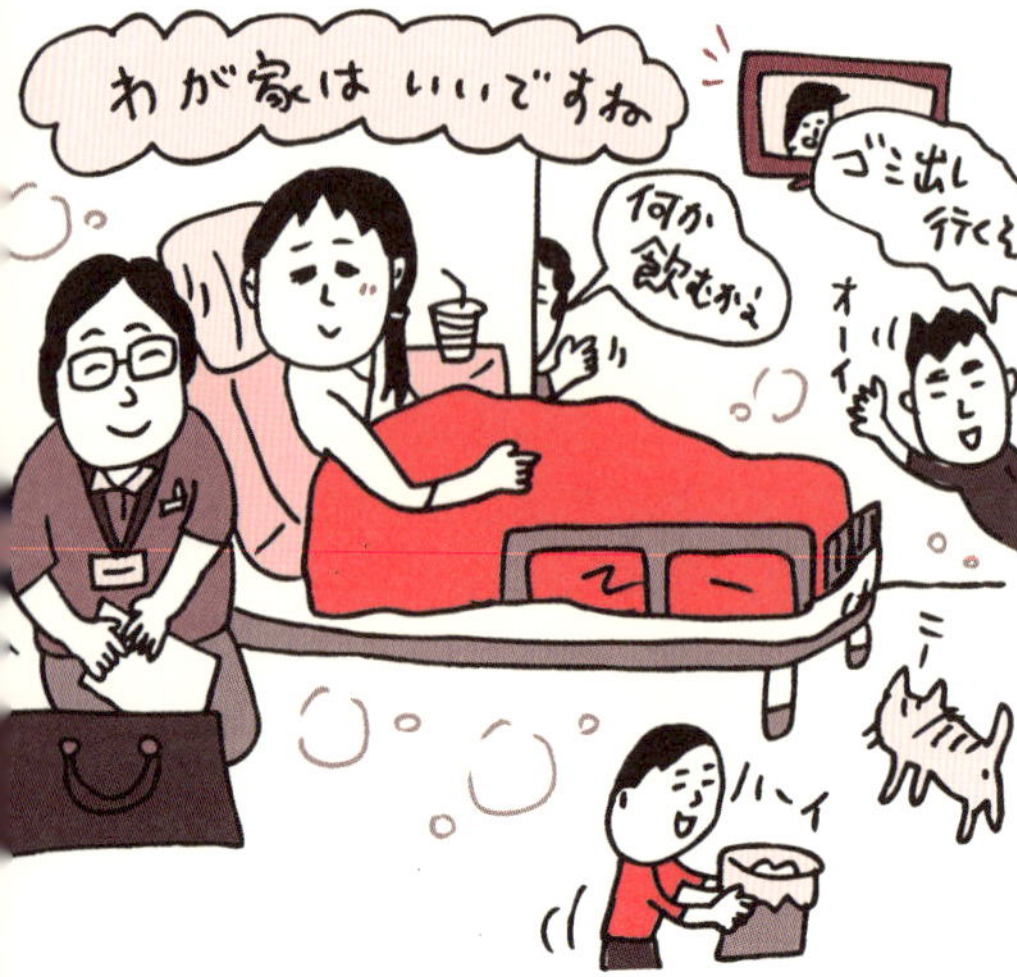

わが家はいいですね
ゴミ出し行くぞ！
何か飲むか？
オーイ
ハーイ

増えてきたがん患者の訪問依頼

私は訪問看護を利用していただくための調整を役割としています。病院は在院日数短縮による早期退院が多くなりました。そのため、即日の訪問看護利用が可能な体制で調整に励んでいます。

最近、がん患者さんの訪問依頼が多く、ほぼ終末期で緩和ケアの依頼です。がん患者さんや家族の多くは、病院で侵襲のある治療に向き合い続けた後に、医師から「治療が困難になった」と告げられ、自宅での生活を選択しています。

大切にしたい「生活の愛しさ」

さて、利用者さん40代女性。夫と10代の子ども2人との4人暮らし。母であり、妻であり、主婦です。腰痛が治まらず整形外科を転々。大きな病院にたどり着いたとき、骨転移による痛みとわかりました。

抗がん剤治療に、もう何度も何度も取り組んできました。ありがたいことに今は状態が安定しています。「家に帰りたい。家族と一緒にいたい」という気持ちが強く、家に帰ることになりました。

退院の日の様子です。自宅には私と訪問看護師、ケアマネジャー、福祉業者、在宅療養支援診療所の医師と看護師、義父母、夫、子ども、そして本人。自宅環境を見ながらガヤガヤと検討しています。本人は電動ベッドの上で、さわやかな笑顔。夫から息子への「ゴミ出し行くぞ」の声、義母から嫁（利用者さん）への「何か飲むかえ」の声、洗濯機が回る音、テレビの音、自宅は生活の音に包まれています。

利用者さんは訪問看護師に「できることは少しでもしたい」「お茶碗1つでも拭きたい、洗濯物1つでも畳みたい」と話します。さわやかな笑顔の向こうにある決意が察せられます。

これから先の生活は、身体的な状況からたやすくない可能性も十分あります。さまざまな出来事に向き合うことになるでしょう。だからこそ利用者さんが大切にしたい「生活の愛しさ」を私たち訪問看護師は、心を込めて支援していきたいと強く思います。「さあわが家」で家族とともに!!

（淵野 万希子）

見守ってそっと支える看護かな

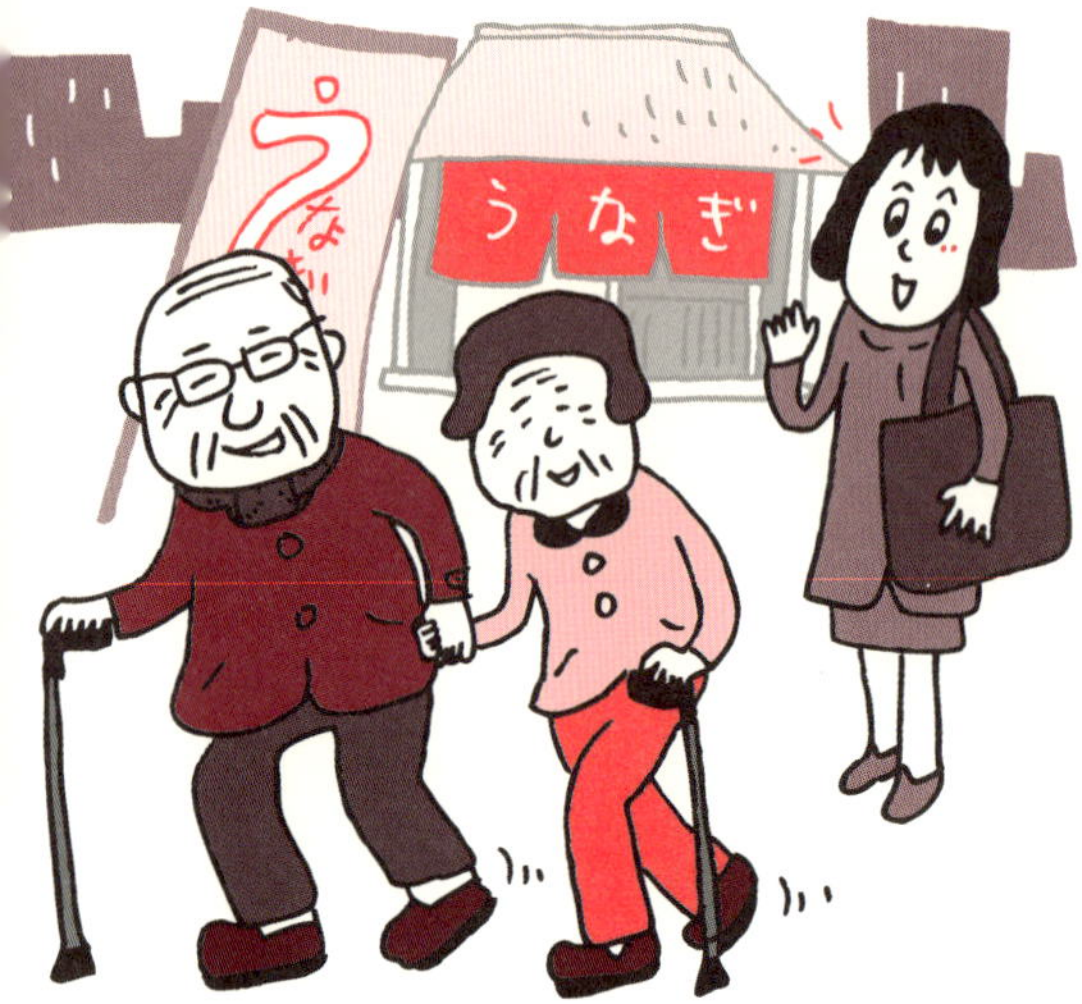

対処に悩んだご夫婦

　私が担当している90代のご夫婦は認知症の奥さまと腰痛持ちのご主人の2人暮らしです。奥さまがお風呂に入れないので困っているとのことで訪問看護が始まりましたが、ご主人のこだわりが強くて、なかなかサービスを受け入れてもらえず、担当のケアマネジャーさんといつも「困ったね～」と悩んでいました。

　専門職からすれば「こうしたほうがよいのに」と思うプランをことごとく拒否され、せっかく入ったサービスも続かず、とうとう訪問看護のみになってしまいました。地域の方を交えての話し合いもありましたが、「見守っていくしかない」という結論でした。

訪問時、ご主人も具合が悪いとはって出てくる状況でしたが、奥さまのために頑張っていました。

支え合う2人

このご夫婦は食事に出かけることを楽しみにされていて、近所のお蕎麦屋さんやラーメン屋さんへ行くということをよく聞いていました。

あるとき私が仕事を終えて駅に向かっていると、前方に手をつないで歩く高齢のご夫婦の後ろ姿が見えました。「ああ、今こういう高齢夫婦はよくいるんだなあ」と、なにげなく追い越しながら顔をのぞくと、私が担当しているご夫婦でした。

「あらー！　こんな所までお食事に来ているのですか？」と声をかけると、奥さまはにっこりほほ笑んでおじぎでごあいさつしてくださり、ご主人はびっくりしながらも「あそこのうなぎはうちのがとても好きでね、1人前ぺろっと食べるんですよ」ととてもうれしそうな顔で話していました。

家にいるときの顔とは違って、奥さまは認知症とは一見わからず、ご主人も姿勢がピンとしていて、お互い杖を持ちながら手をしっかり握り支え合っていて、私はその姿に感動してしまいました。

必要なケアやサービスができていなくても自分らしく生きる2人がいたのです。これからもこの楽しみを継続できるよう、ご夫婦を支えていこうと思います。

（柳生　珠世）

会うたびに笑顔とともにありがとう

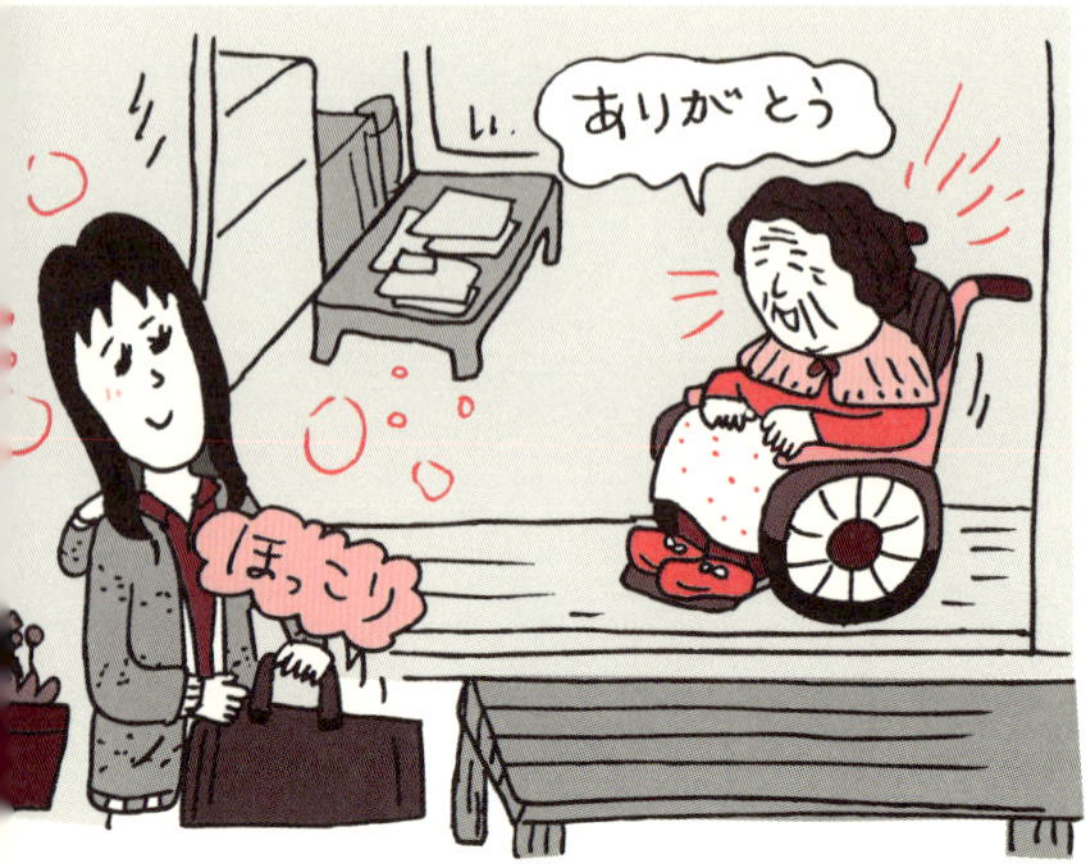

「さようなら」ではなく「ありがとう」

私が訪問看護を始めたころ、片麻痺のため車いす生活で独居の元・看護師の女性との出会いがありました。身の回りのこと、部屋の整理整頓など十分にできず、決してよい環境で生活されているとはいえない方でしたが、訪問するといつも笑顔で、何度も「ありがとう」と言うのです。初めは、ちょっと違和感がありましたが、だんだんとほっこりした気持ちになりました。

私が帰るときも「さようなら」ではなく笑顔で「ありがとう」と言ってくださいました。すると不思議と私まで笑顔になっていたのです。そして、「ありがとう」は魔法の言葉だと強く思うようになりました。

「ありがとう」は自分のため

そのころから私も「ありがとう」をたくさん言葉にするようになりました。訪問が終わると笑顔で「ありがとうございました」と言うのです。

しかし、お看取りが続いたとき「なんで私ばかりこんなにお看取りの訪問があるのだろう？それも早朝や深夜にばかり。なんか不公平」とマイナス気分になり、「ありがとう」を素直に言えなくなったことがありました。

そんなある日、お看取りをさせていただいたご家族から「ありがとう。最期は誰よりもあなたにいてほしかった」と言われたことを今でも覚えています。私はこの「ありがとう」に救われた気持ちになりました。人の最期に立ち会えるのは、限られた人。そのときに立ち会えることに、感謝の気持ちを持てるようになりました。そして、「こちらこそ、最期のときに私を呼んでいただきありがとうございます」と伝えることができました。

心から感謝する気持ちになると自然とほほ笑み、「ありがとう」という言葉が出てきます。訪問看護は、決して楽しいことばかりではなく、嫌なこと、怒りたくなることもあります。だからこそ「ありがとう」を言葉にすることで、自分の心が変化し、ほっこりした気持ちになります。それは、誰のためでもなく自分のためなのだと思っています。

（池永 恵子）

宿題でスキルアップをめざす日々

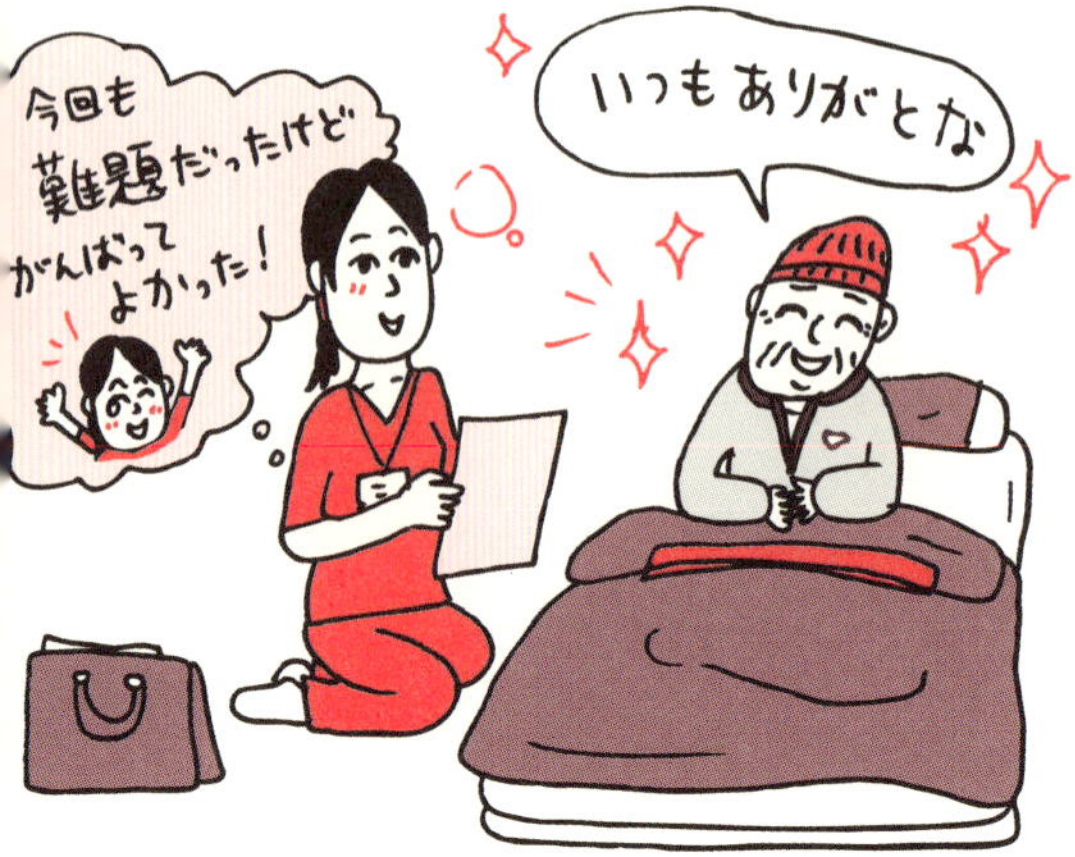
いつもありがとな
今回も難題だったけどがんばってよかった！

訪問看護って楽しい！

私は訪問看護の仕事を始めてまだ6カ月の新米。10年以上看護の仕事から離れていましたが、昨年、子どもの幼稚園入園をきっかけに、今の職場で働くことになりました。

初めての訪問看護の仕事に不安でいっぱいでしたが、訪問1日目から「訪問看護って楽しい」と感じることができました。臨床とは違い、利用者さん1人ひとりに時間をかけて丁寧に接するという経験をさせてもらえたからです。今から思えば、いつも相談に乗ってくれる当ステーションの所長や指導してくれる先輩ナースが、私に素晴らしい機会を与えてくれたからだなぁと感謝しています。

宿題から学ぶ

腎不全で入院し、退院してからは1人で暮らす74歳のMさん。私が訪問すると、毎回必ず「これ宿題な」と言って、その場ではすぐに答えられない難題を出してきます。

例えば、「自分は独り身だから、将来誰にも迷惑をかけたくない。死後は献体したいからどうやって登録したらいいのか」「自分は心臓も悪い。倒れたとき、AEDの蘇生処置は有効なのか」などの疑問について、いろいろと一緒に考える時間を与えてくれます。

「Mさんに少しでも応えたい」と思いつつも、「今、私にできることはなんなのか」と考え込んでしまうときは、まわりのスタッフに相談し、さらに他機関やさまざまな専門職と連携をすることで、ベストではなくても今できる限りの最善を尽くすことが大切なのだと思うようになりました。

Mさんは、普段は気難しい顔をして宿題の答えを尋ねます。決してベストな答えではなくても、私の答えを聞き終わると「いろいろありがとな」とびっくりするくらいかわいい笑顔を見せてくれます。

今も、「訪問看護って楽しい」という気持ちは忘れていませんが、利用者さんやその家族とかかわればかかわるほど、「看護師としてこれでいいのか」と思い悩みます。しかしまた、利用者さんたちの笑顔が見たくて、次の宿題に取り組む日々です。

（丹下 玲子）

2章

看取りに寄り添う

看取りケア
向き合う心で
達成感

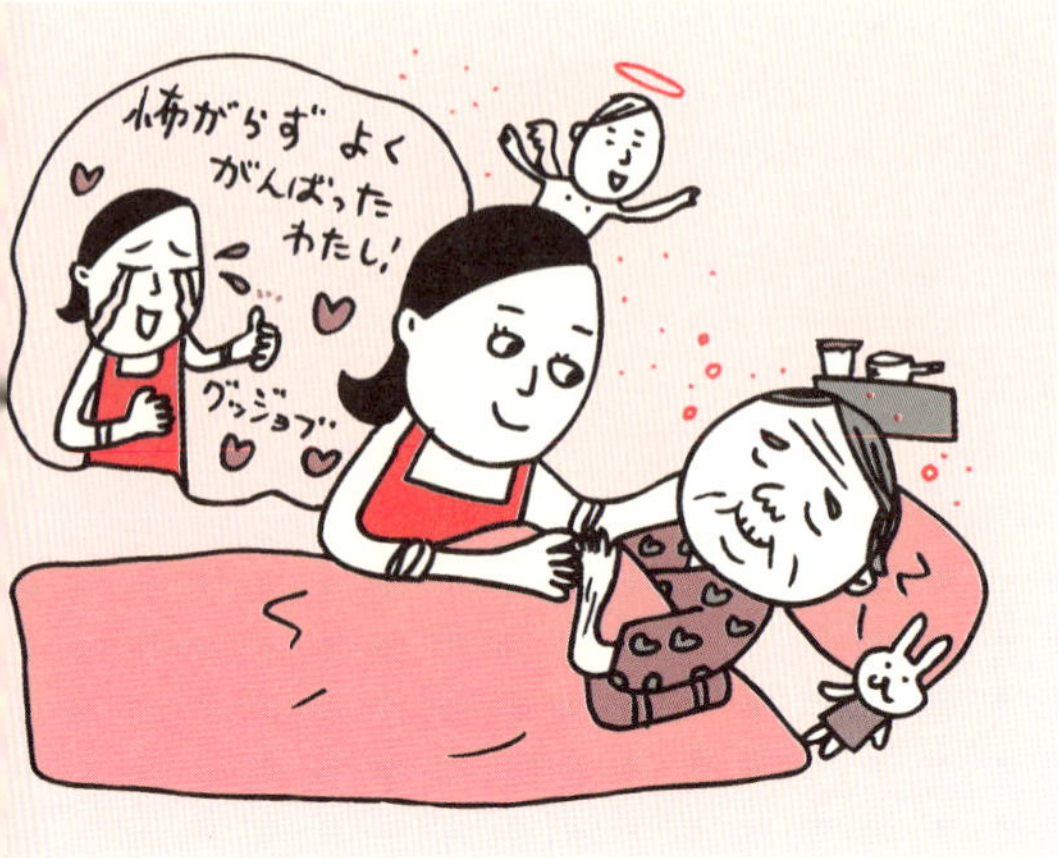

長年かかわったNさんの看取り

当ステーションに勤務するM看護師と脳梗塞後遺症の利用者Nさんとの出会いは11年前。Nさんは韓流スターのヨン様が大好きな93歳の女性です。2010年1月、「下血みたいなものが出た」とNさんの娘さんから夜間に電話があり、M看護師が訪問しました。意識レベルも不安定で、「あまりよい状態じゃないな」と思いながら帰宅。翌日、M看護師から「どんなふうにかかわればよいでしょう? 私が話した内容で不安を招いたらと思うと、何も言えなかったのです」と相談されました。

私が当ステーションに異動してきた2年前から、M看護師は「在宅での看取りケアに深くかかかわったことはないし、自分にできるか自信がない」と言っていました。

そこで、ステーション内でカンファレンスを開き、「Nさんの娘さんは今の状態をどのように受け止めているか」「Nさんの看取りについて、訪問看護師が何を大切にしてかかわるか」などを話し合いました。

ステーションに与えたよい影響

その後、「不安があって、自信がないのには変わりありませんが頑張ります！」とM看護師が中心になって訪問。時間をかけて家族の不安に向き合いながら、何度も繰り返される思い出話に花を咲かせ、お別れまでの時間を共有しました。

そしてある日、Nさんは静かに永眠されました。お別れのケアをして戻ったM看護師はどこかスッキリした表情でした。

後日、Nさんの娘さんから「家で看取れるなんて思っていなかった。最期に着せたい服を着せることができると知らず、あんなにかわいくしてもらえてよかった」と感謝の言葉をいただきました。

「長年付き合ったNさんだから、看取りケアから逃げずに向き合いたい」と思ったM看護師。「最期まで寄り添えた分、達成感があった」と言います。一緒に悩み、その看取りを共有したほかの訪問看護師も影響を受け、「自分もM看護師のようなかかわりがしたい」と日々頑張っています。

（結城 光）

人生を支えながらも育てられ

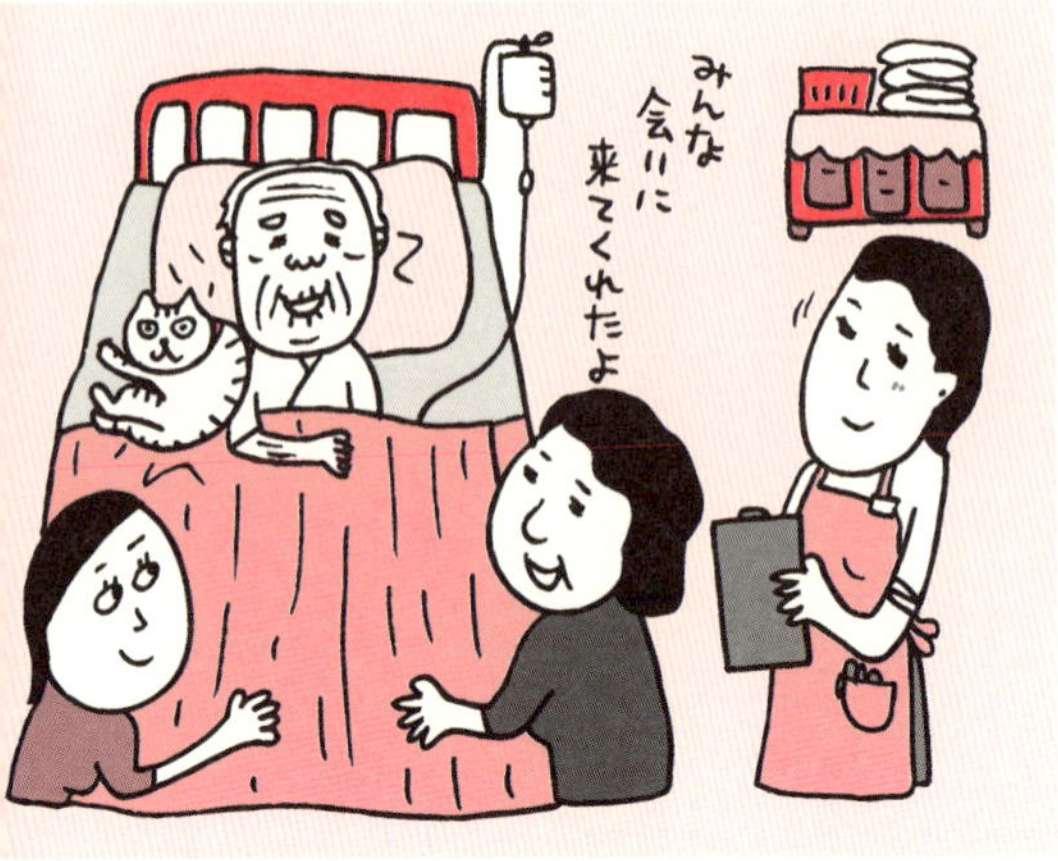

終末期の利用者を支えるもの

認知症で終末期のAさんは意識が朦朧となり、呼吸も不規則、さらに、口から水分を入れることを拒否されて、点滴のみで2カ月以上経過しました。

この数年、何回もこの状況を繰り返し、奇跡の復活を果たしてきた方です。長い間、介護している娘さんは、「今回はダメかもしれない」と医師に言われながらも、また元気になってくれることを期待しています。

薬で治療することがなくなった場合、訪問看護師は時期をみて、死に至るまでに起こる体の変化や症状、介護の方法を伝えます。それを知らないと受け入れにくい症状でも、知ることで対処ができ、家族が不安になることを予防できるのです。

Aさんは、口を閉じることができないほど弱ってきました。口腔ケア、褥瘡を予防するためのエアマットの導入と体位交換の指導、排尿ケア、夜間の電話や訪問でのサポートなど、在宅療養の経験や学習で培った看護技法をフルに生かすときです。しかし、これはAさんを支える看護の全体要素の一部でしかありません。

長年、Aさんの人生を支えてきた、ご家族やご近所仲間の声かけ、愛猫のぬくもりなどが何よりの支えになります。思い出話に反応し、Aさんらしい笑顔が見られたとき、一瞬出る強い生気を家族たちと喜び、大切に日々支援しています。

こんなとき、昔は当たり前だった〝家庭の中の死〟が地域に戻りつつあると感じます。

人として成長できる

訪問看護の利用者さんは、疾患も、家庭環境も、年齢も、実に多岐にわたっています。訪問看護の目標は、誰でも平等に安心して在宅療養ができ、終末期であれば苦痛を共有し、除去することで、その人らしい人生の終焉をかなえること。死は別れではなく、亡くなった人の思いを引き継ぐことです。そして、訪問看護師も終末期に支え合った、利用者さんとご家族との毎日の思い出を生きる力とし、人として成長することができます。

（酒井 眞知子）

何もせず帰るわが家に笑いあり

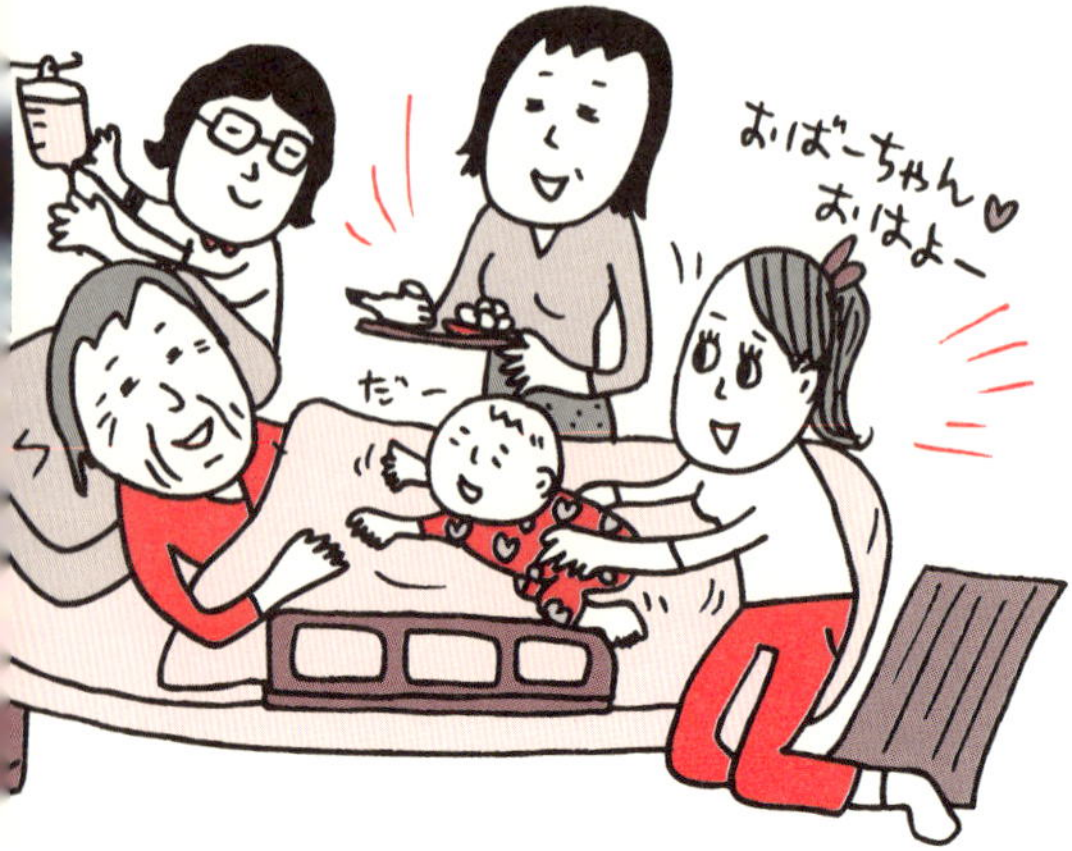

突然の訪問依頼

7月半ば、「がん末期のKさんの在宅での看取りを支援してもらえないだろうか？」と病院より訪問依頼がありました。「予後は1〜2週間くらい」と言われ、お引き受けすることになりました。

Kさんは、この夏の猛暑のせいか食事がとれなくなり、心配した娘さんが嫌がるKさんを説得して入院させたものの、検査が始まった途端に経口摂取が困難となり、見る見るうちに意識レベルが低下。娘さんは「このまま病院で母を死なせてしまったら悔いが残る」と、家に帰ることを強く希望されていました。

退院前カンファレンスの際に「Kさんはとて

も穏やかな状態ですので、このまま何もせずにいけそうですね」と話すと、在宅医は「酸素を準備しなくてもいいですか？ 吐き気止めは？」と言い、医療的にかかわることを考えられていたようでした。しかし、私は「自然な経過をたどるほうが、Kさんは苦痛なく過ごせるのでは？」と提案。娘さんも「母は〝無駄な医療処置はしたくない〟と言っていました。母の気持ちを尊重して自然なままで過ごさせたい」とおっしゃいました。

医療処置のない自然な旅立ち

退院日に訪問すると、娘さんは「昨日、母に〝明日退院するよ〟と声をかけたら、何と目を開けてはっきり返事をしてくれたんです」とうれしそうでした。

経口摂取が十分ではなく、維持液程度の点滴の指示があり、毎日訪問してターミナルケアの支援を行いました。Kさんは孫やひ孫の笑い声に包まれて穏やかに過ごされ、9月中旬、静かに旅立たれました。看護師でもあるお孫さんが「おばあちゃんの嫌いなチューブが1本もついてなくてよかったね」と、Kさんに声をかけていました。

がん末期であっても、高齢者の場合は痛みの訴えは少なく、多くは比較的穏やかに経過します。医療的な処置が加わると、かえって苦痛を与えてしまうような気がします。これからも、できるだけ自然な看取りを支援していきたいと思います。

（平野 頼子）

旅立ちは
容姿整え
家族愛

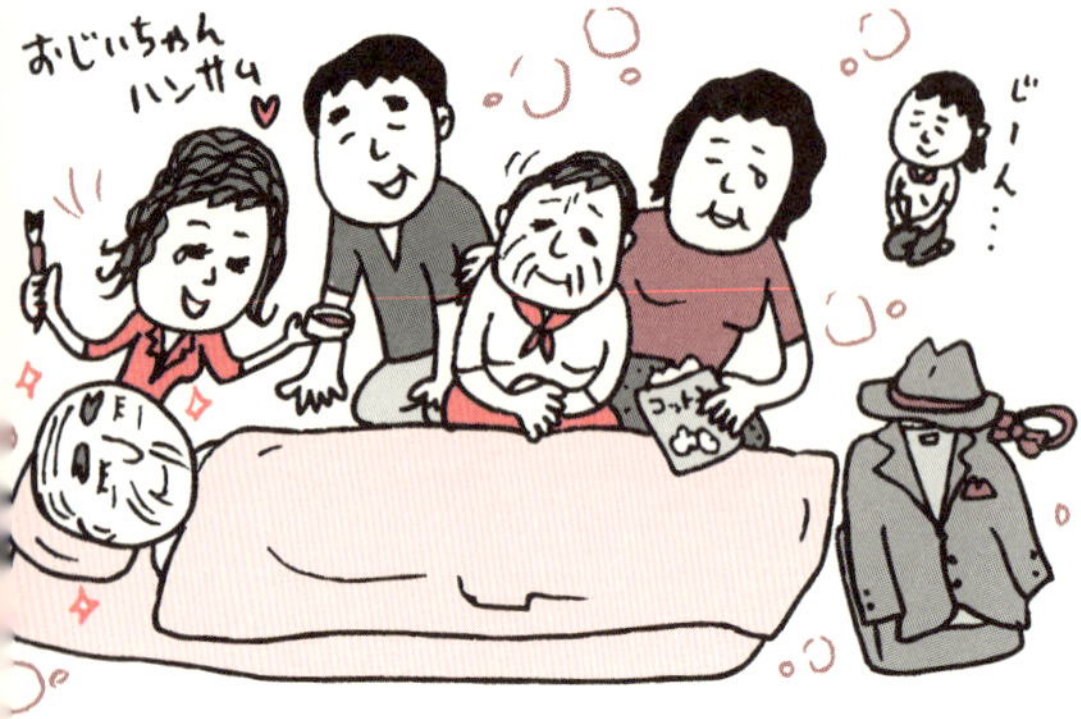

看取りケアで教えられたこと

2011年、同法人の病院地域連携室に異動となるまで、私は訪問看護に13年携わりました。在宅での看取りケアを多く経験して、利用者・家族から「家族愛・命の大切さ・人間としての生き方」を教えていただきました。

がん末期で入院していたAさんは「家に帰りたい」と希望し、家族もその意思をかなえ、退院しました。医師や私たち訪問看護師は、家族と一緒に悩んで考えて、不安をひとつひとつ解決しました。妻の手助けのため、娘さんやお孫さんたちはひ孫さんを連れて介護に来ていました。Aさんは「家はいいもんだな」と笑顔で言っていました。

退院して1カ月が過ぎたころ、Aさんは意識が低下し、急変しました。医師が家族みんなに死が近いことを告げました。私は、死に至るまでに起こる体の変化や症状、介護の方法、死後の処置を伝えました。息子さんは「兄弟が交代で泊まって体位を交換し、痰がつまらないようにします。呼吸がおかしいなと思ったら、看護師さんに連絡します」と涙ぐんで言われました。それから3日後に緊急連絡があり、主治医・家族・親戚・知人・私が見守る中、Aさんは安らかに旅立ちました。

共に心を癒やす別れの時間

家族と親戚同士がAさんとの思い出を泣きながら話し、体を拭きました。娘さんは痩せて口を開けたまま亡くなったAさんの頬に綿を入れ「いい顔になったわよ」と声をかけ、美容師の学校に通っているお孫さんがエンゼルメイクを施し、「昔不良だった自分をAさんだけは理解してくれた」と感謝していました。仕上げはダンディーだったAさんらしく、息子さんがスーツを着せて「親父らしく旅立つことができて満足です」と言いました。

本人の意思を守って家族としてみんなが役割を果たせたという達成感が伝わりました。同時にみんな共に心が癒やされた優しい別れの時間になりました。人として成長するために、多くの人に〝在宅の看取り〟を経験していただきたいです。

（池田　香代子）

看取りケア
言葉の壁も
乗り越える

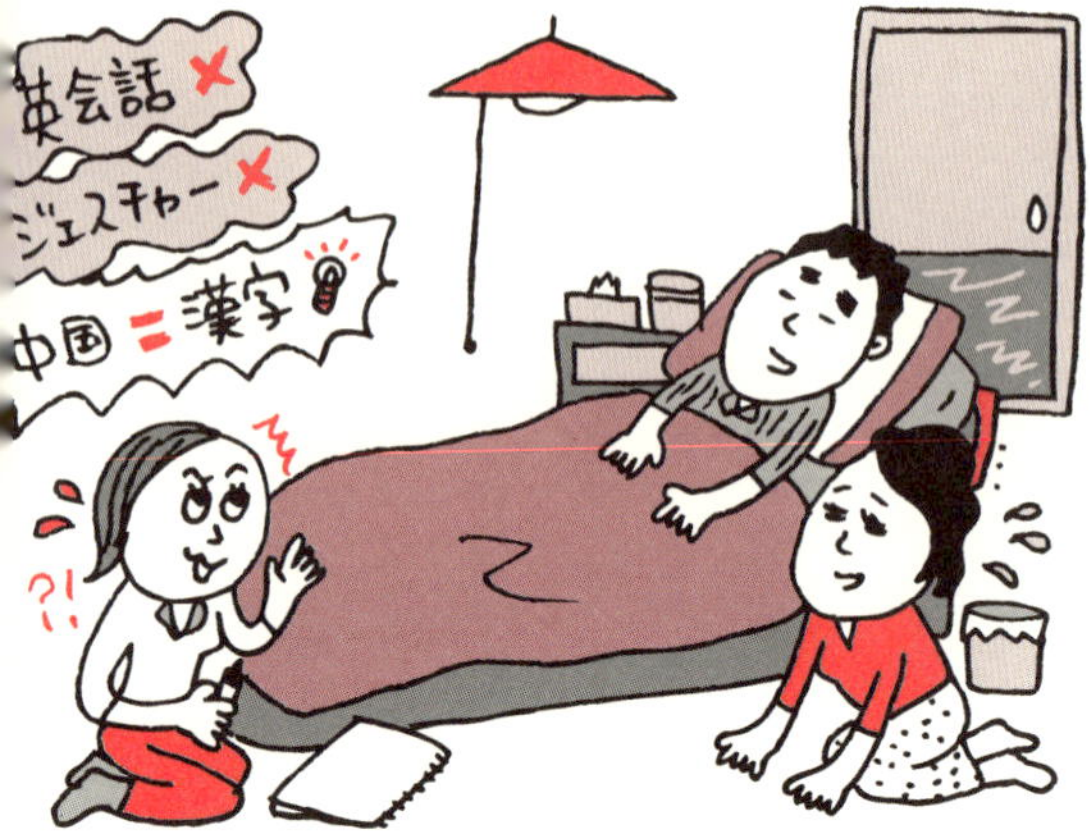

コミュニケーションをとろうと奮闘

2年前、食道がんのMさんの訪問を担当しました。末期状態で余命2カ月。在宅看取りを希望されていました。初回訪問時、「お金はないです。残された時間にすることが山ほどあるので麻薬は増やしてほしくない」と希望されました。

Mさんの横にはニコニコ微笑む女性が座っていました。半年前に結婚したという女性は中国人で、日本語がまったく話せません。「奥さまは、病状は理解されているのですか?」と尋ねると「文化の違いで理解できない」とのこと。夫婦は片言の中国語で会話していました。

「とにかく、現状を伝えなければ」と、とっさに出た言葉が「Can you speak English?」私、英会話なんてできないのに……。

ただ首を横に振られ、次はジェスチャーにトライ。それも表現力がなく理解不能。「中国＝漢字」とひらめきましたが、音訓読みが混在してダメでした。妻に微笑みを返しつつ、ご本人につらい死期の説明をしました。

死期を悟った妻、そして……

Mさんに相談され、妻の永住許可申請の書類、葬儀の手配までお受けしました。「もう麻薬を増やして」と言うMさんですが、妻は精のつきそうな中華料理をつくって回復を期待しています。

亡くなる前日、「死後に送ってほしい」と数通の封筒を預かりました。Mさんは「看護師さんへの手紙は最後に書くつもりが、もう力尽きました。本当にありがとう……」と言い、こらえていた涙が滝のようにあふれました。それを見た妻が私に抱きつき、「カワイソウ」とつぶやきました。

翌日、亡くなる直前に妻と清拭した際、妻は「ありがとう」と終始話しかけていました。臨終には、日本語のわかる妻の前夫の子が立ち会いました。初七日過ぎにうかがうと、妻は笑顔で「ニホンゴダメネ、ガンバリマス」と話していました。

訪問看護は指導時の〝言葉〟が大切と思っていましたが、利用者に寄り添う気持ちと一生懸命が一番だと、この年でわかったような気がします。

（藤田 なぎさ）

「悔しいよ」むすこの涙にもらい泣き

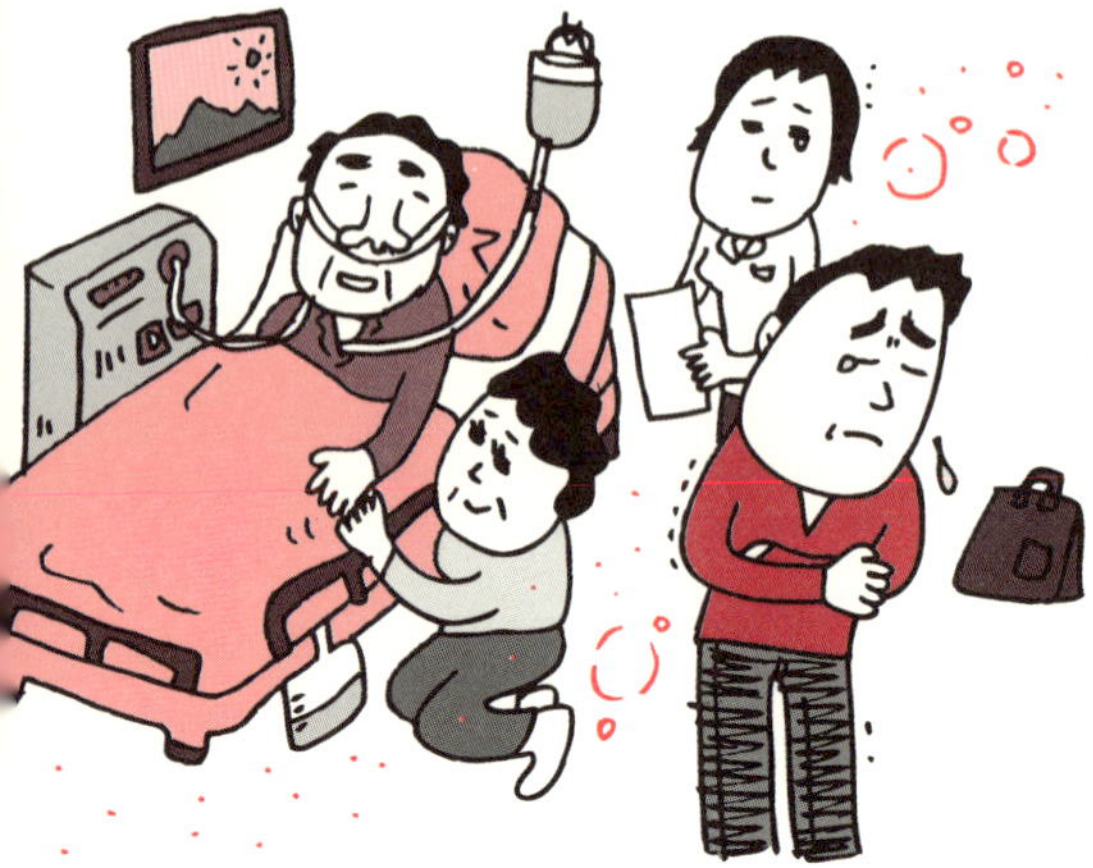

育児休暇を終え、異動で訪問看護に携わり、はや9年、娘も10歳になりました。総合病院在宅ケア科で訪問看護とケアマネジャーを兼務しています。

介護は想像以上だった

Aさんは奥さんと2人暮らしで、肺がんが胸椎骨に転移して、腰痛と背部痛がありました。介護保険の認定調査員から「急いでサービスの導入を」と依頼があり、私は看護師の強みを生かしてケアマネジャーとして訪問しました。

Aさんは下半身の感覚麻痺のため、日にち単位で尿意や便意もわからなくなり、脱水で入院。ポートと膀胱カテーテル留置、医療用麻薬の内服など在宅療養に向けて準備を行いました。

退院後、日々の介護は想像以上で、主介護者の奥さんに少しずつ疲労が蓄積してきました。訪問介護を増やしましたが、残りの時間をみる奥さんは不安でいっぱいでした。県外に住む息子さん2人が交替で帰省し、協力されました。息子さんは病状が急速に進んでいる父親を見て、「悔しい」と父に背を向けて泣いていました。「父さん、少しでいいから食べてよ。また釣りに行こうよ」。そう励ます息子さんに、私は涙が止まりませんでした。

その後、痰の喀出困難と息苦しさでAさんは入院され、1週間後に亡くなられました。出会って3カ月足らずでした。奥さんは「最期は病院でよかったです。病院で付き添っているほうが安心できたので……。3週間自宅に戻れたし、主人も許してくれるでしょう」と弔問時に話してくれました。

満足した最期を迎えてほしい

介護者が疲弊しては在宅療養の継続は難しいでしょう。訪問看護では家族の言葉に耳を傾け、今後予測できる症状や変化について説明しています。これらが患者さんや家族とのよい信頼関係をつくり、満足できる在宅ケアにつながると思います。

看取りの場が自宅であれ病院であれ、患者さんと家族が満足できる最期を迎えられれば……。私たちは、患者さんが自分の人生を生ききるよう、黒子や応援団として日々訪問看護をしています。

（首藤 悦子）

若き日の花織まとう旅支度

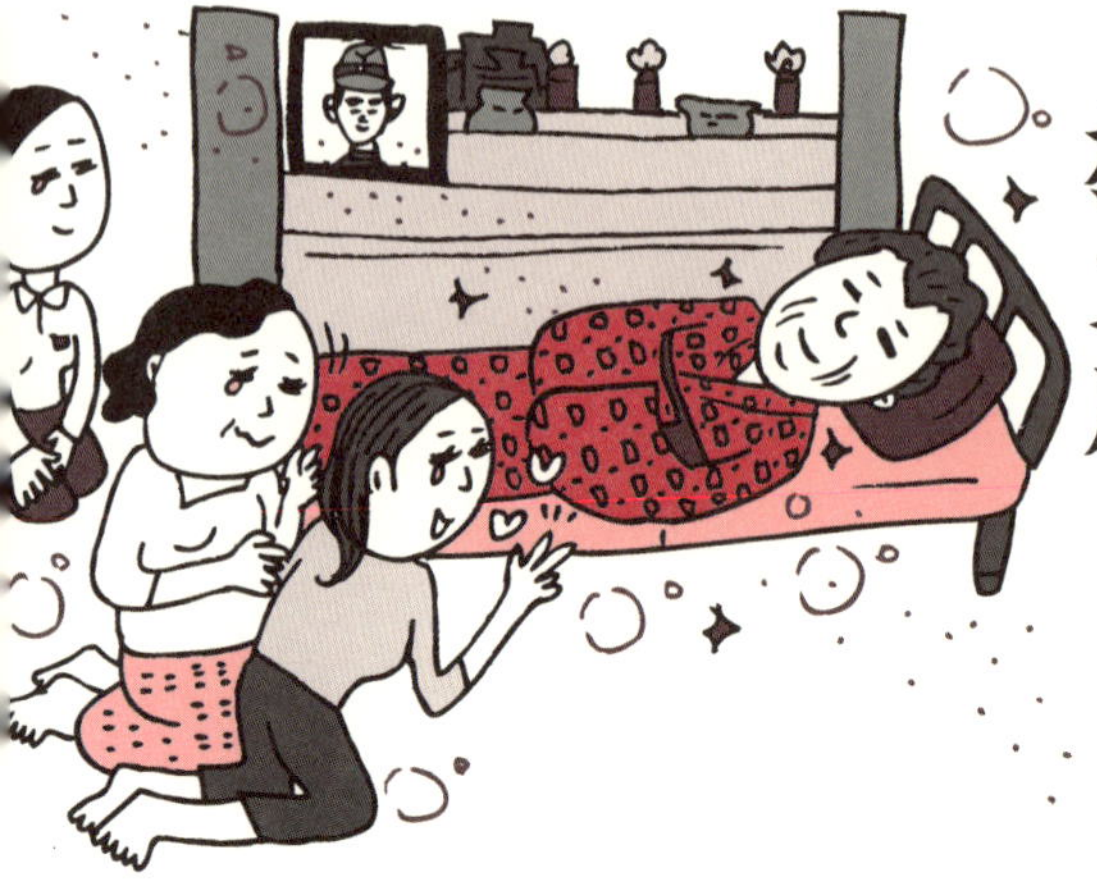

〝お仏壇の夫〟と暮らす

「病院から外泊したまま帰らない80代の肝臓がんの患者がいる」と、訪問看護の依頼を受けたのは、私が訪問看護ステーションに所属していたころのことでした。

　さっそくAさんのお宅を訪問してみると、大きなお仏壇のそばに介護ベッドが寄り添い、その間に誰も入る隙間がありません。沖縄のお仏壇は、家の中で一番日当たりのよい南向きに大きく座し、家族の幸せを見守っているものですが、このようなことは初めてでした。

　病院に連れ戻されると考えているのか、声をかけてもAさんは開眼しようとしません。そこで「家で過ごせるように考えるために来た訪問看護師です」と挨拶すると、ようやく話し始めました。

「娘がお腹にいるとき、夫は戦争に行ったきり帰ってこない。フィリピンにはたくさんの壕があるから、もしやその中で生きているかもと待っていたら、この歳になった」と言って横たわるAさんの目線の先には、軍服姿の夫の遺影が……。「やがて後世で再会できる」とAさんの覚悟は決まっています。

しかし、女手ひとつで育てた60歳になる一人娘は幼子のように泣くのでした。最愛の母との別れは歳を重ねていてもあきらめられません。できるだけ身体に触れられるよう、一緒にケアを行い、2人で歩いてきた人生に聴き入りました。

〝新婚夫婦〟に戻りたい

最期のとき、娘や孫に囲まれ、2週間という別れの時間を贈ってくれたAさんは、安らかそのものでした。

「あの人は、歳をとった私に気づいてくれるかねぇ、後世で新婚したいね」と、生前のAさんの悩みは真剣でした。そのため、エンゼルケアは家族総出です。髪をダークブラウンに染め上げ、孫たちが選んだ2人が出会ったころに着ていたという赤い花織の着物に袖を通すと、Aさんの頬がうっすら紅潮して見えました。

「バッチリ?」。誰がささやいたのでしょう。全員が一斉に「うん、バッチリ。きっと2人お似合いよ」と答えたのでした。

（小橋川 初美）

看取り後に戦友ごとくたたえあう

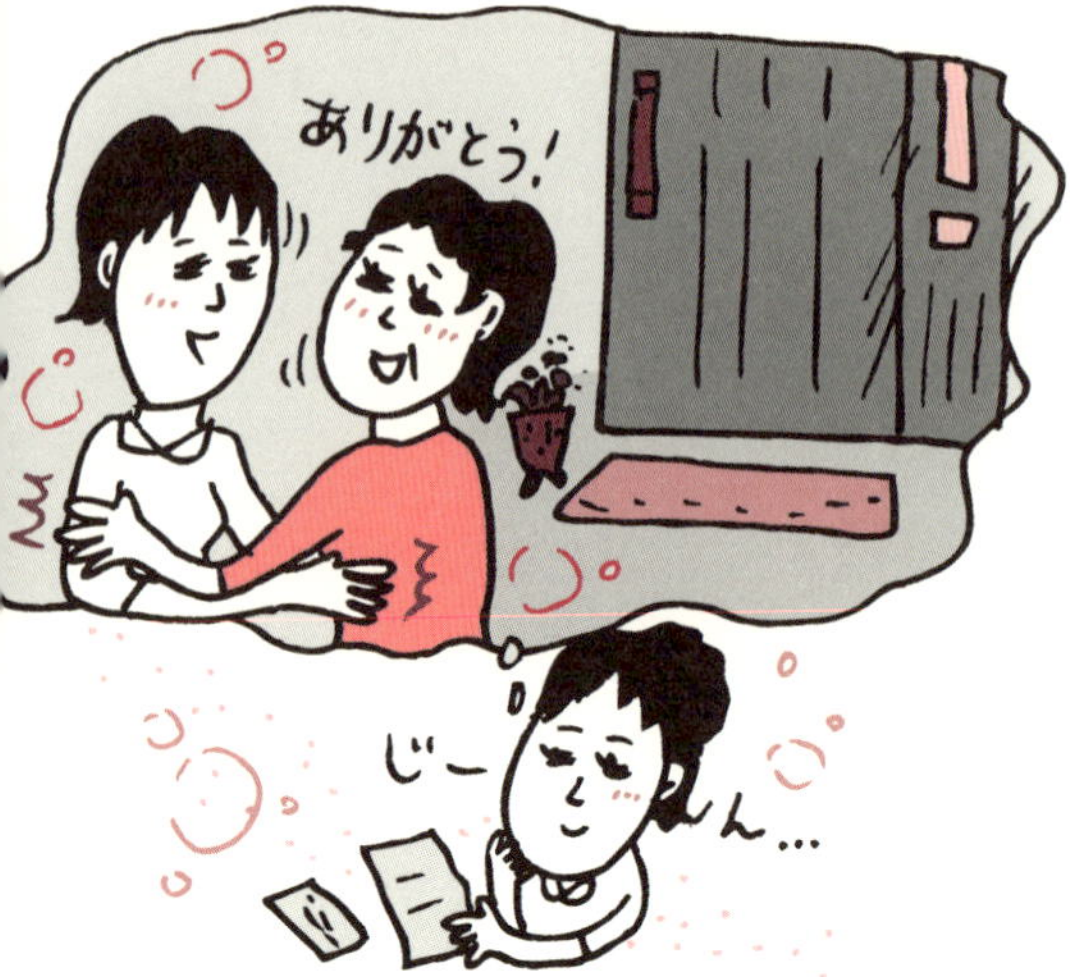

訪問看護に飛び込んで10年。病院にはない数々のドラマを目の当たりにし、看護する喜びや看護力の素晴らしさ、「その人らしく生きるための看護」の大切さを実感しながら奮闘しています。

母親の最期の願いをかなえたい

Iさん（83歳）は、膵臓がん末期と診断され、入院生活を送っていました。娘さんは余命わずかな母が「自宅で最期を迎えたい」と話していたことを主治医に告げ、「自分たちも後悔しないように母の願いをかなえてあげたい」と、不安はあったものの退院を決断されました。

Iさんは、ほとんど食事がとれず、寝返りも打てないほど身体機能が衰えていました。私たちは、Iさんや家族の思いを聞き、「家に帰ってきてよかった」と思えるよう、目標を立てて訪問を開始しました。やがて、病院では声が出なかったIさんが、次第に話ができるようになり、少しずつ食べられるようになりました。そして、食卓まで移動し、「懐かしい、落ち着くわ」と笑顔を見せるなど家族と過ごす時間が心地よく穏やかに流れていきました。時にはご主人に手をさすってもらい、息子さんや娘さんに手助けしてもらったりと、家族も協力し合って家事や介護に取り組みました。

今まで家族のために何でもこなしてきたIさんを、家族で支えて共に過ごした12日間。Iさんにとっても幸福な時間で、家族の感謝や大切に思う気持ちがIさんに届いたのでしょう。最期は家族に手を握られ、安心した表情で旅立たれました。

“戦友”として最期まで一緒に

夜中に駆けつけると、娘さんは「最期まで一緒に闘ってくれてありがとう。私たち戦友同士だね」と言い、玄関の前で抱き合いました。

後日、「今は寂しくて悲しいけれど、母と過ごした日々は宝物のようでした。あの日々があったから、何か温かいものが胸の中にあふれている。そんな気持ちです」とお手紙をいただきました。

Iさんとご家族に触れ、私の心の中も爽やかな風が吹き抜けるように心地よく、温かい気持ちで満たされていきました。

（宮岡　京子）

キュンとくる電話番号消去して

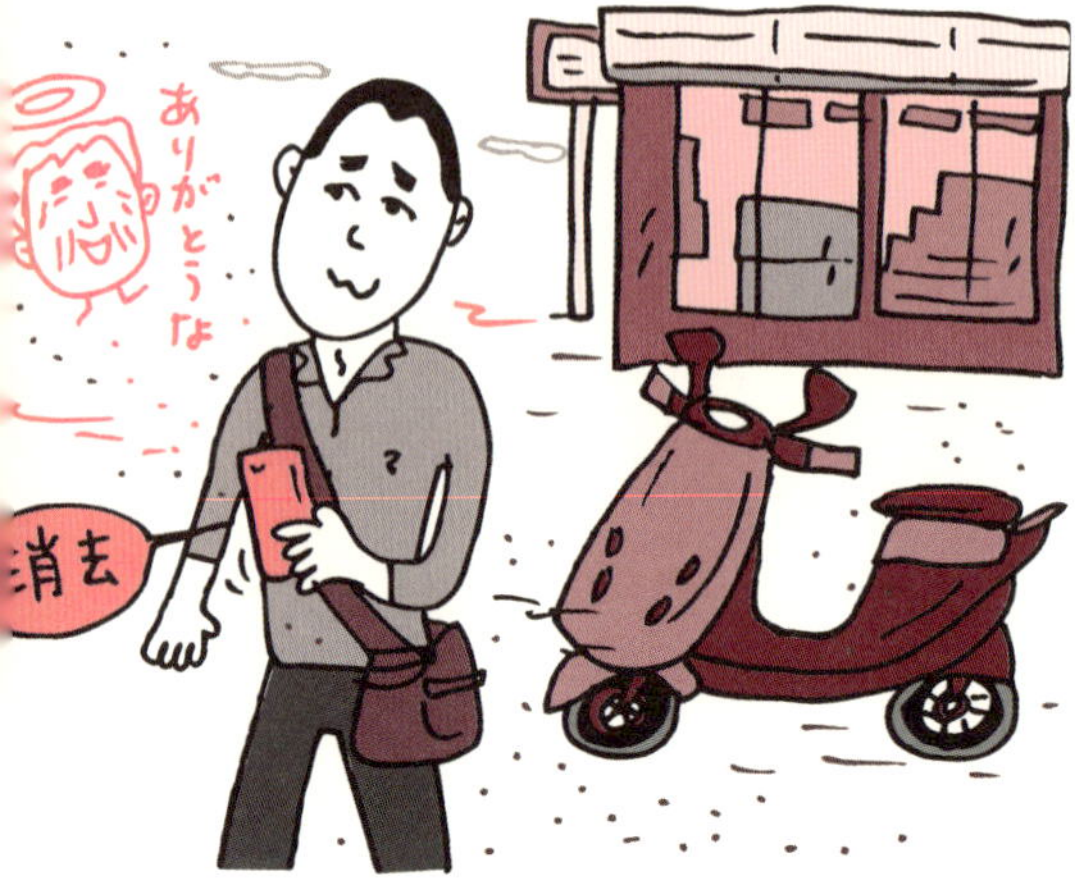

突然ですが、プリンセス プリンセス「M」をBGMにしてお読みください。

やり残した仕事

まだまだ残暑の厳しい先日、訪問と訪問の間に少し時間ができたので、コンビニの駐車場で一服することにしました。隣に車を止めている時々訪問先が一緒になる訪問入浴サービスのスタッフと軽く挨拶をかわしつつ、「ガリガリ君ソーダ味」をかじっているとき、ふとやり残していたことを思い出し、24時間緊急対応体制用の携帯電話をポケットから取り出しました。

前田さん、肺がん末期の85歳男性。「どうしても家に帰るんだ」と、最期までの在宅生活を選択され、奥さんも「本人の希望をかなえたい」

と頑張ってきました。余命数日ということでサービスは福祉用具レンタルと訪問看護のみ。とにかく奥さんとの二人三脚で、日常生活ケアはもちろんですが、不安で揺れる奥さんの気持ちを電話相談や緊急訪問でフォロー。腕のいい主治医の症状コントロールもあり、穏やかな最期を迎えることができました。お孫さんの佳子ちゃんと一緒にエンゼルケアを行い、「あんた、佳子ちゃんにきれいにしてもらってホント幸せやなぁ」と言う奥さんの言葉にグッときたりしました。

「消去」する切なさ

緊急用の携帯電話に登録された前田さんの電話番号を探します。患者さんを看取った後も事務作業などいろいろありますが、この緊急用携帯電話から電話番号を探して「消去」するという作業は、いつも切ない気持ちになります。達成感であったり、反省もあります。ちょっぴり勇気が必要だったりします。思い余って「もうちょっと置いておこう」となったりもします。この感覚は高校生のころ、ふられた彼女のアドレスを消去する瞬間に似てるなと、いつも感じます。訪問看護が訪問看護であるために重要な緊急用携帯電話、いろいろな思い出が詰まっています。

あっ、高校生時代ってポケベルもなかったや。

（鎌田 智広）

※利用者さん、ご家族のお名前はすべて仮名です。

ターミナル？たこ焼き、ビール握りずし

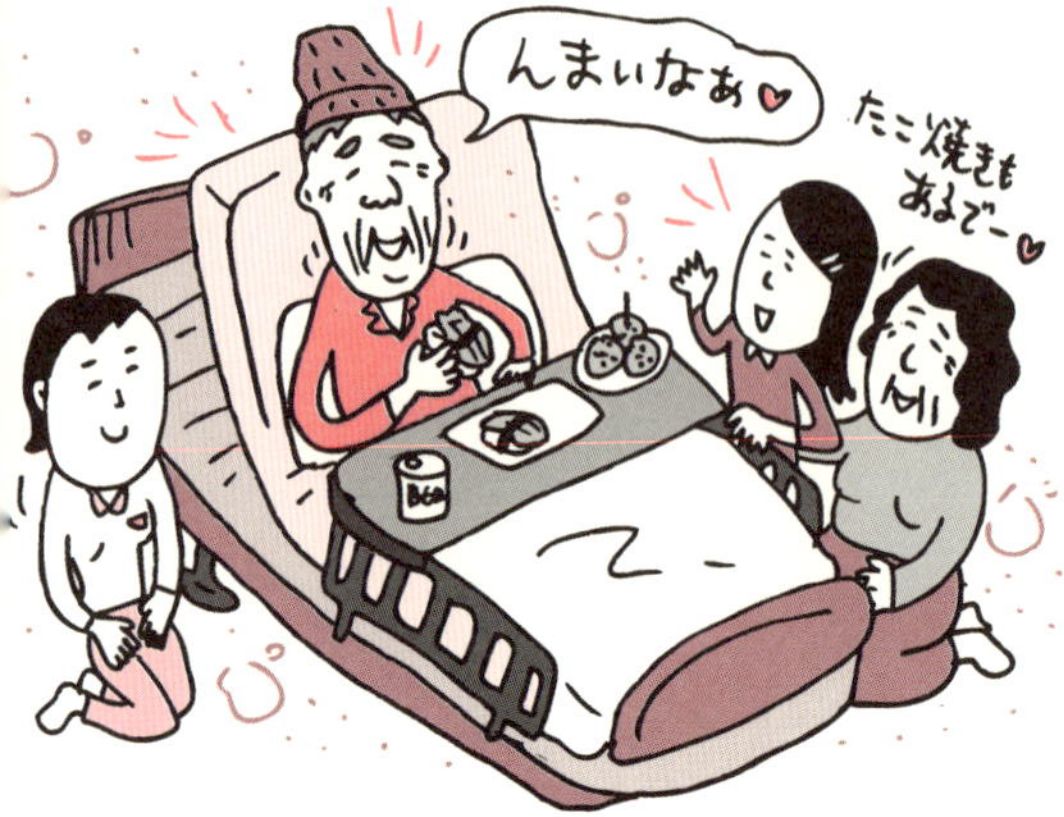

〝卵〟の握りずしに満面の笑み

肝臓がんで終末期のYさんは、関西出身の男性。食べることが大好きなYさんでしたが、だんだんと食欲が低下し、食事摂取量が減少。主治医と点滴の検討をしていました。

　Yさんは注射嫌いだったので、点滴よりも食事を少しでも食べていただきたいと思い、「食べたい物」を尋ねました。食べたい物は「握りずし」。ご家族からの「卵焼きが大好きだった」との情報から、握りずしの〝卵〟を準備していただきました。Yさんは、食べたい物が準備されると思っていなかったようで、とてもうれしそうに食べ、「うまい！」と満面の笑みでした。訪問を開始して2カ月が過ぎて、初めての笑顔。

制限が多い療養生活の中で「食べたい」と思った物が準備されることは、とてもうれしいようです。誤嚥もせずに、食べられました。

家族はその食べっぷりがうれしかったようです。訪問するたびに、Yさんが「食べたい」とおっしゃった食べ物を準備されていました。大好きだったビールは、ノンアルコールのビール。Yさんの飲みっぷりは、ご家族の心を満たしたようでした。そのほか、タコなしたこ焼き・ラーメン・蒸かし芋などなど。終末期の緊張から表情が硬く険しかったご家族に笑顔が増えていきました。

看取りを〝よい思い出〟に

ご家族にとって、看取りはとても大変なイベントです。つらく、苦しく、悲しい時間であればあるほど、看取った時間は〝よい思い出〟にはなりません。しかし、どんなに大変な日々であっても、利用者さんやご家族にとって満足した時間であれば、楽しかった〝よい思い出〟になるのだろうと思います。そして看取り後は、ご家族の自信とこれからを生きていく力に変わると思います。

訪問看護師としては3年目の未熟者ですが、利用者さんやご家族が1回でも多く笑っていられるように「在宅生活を支援する応援団の1人として頑張っていきたい」と思う今日このごろです。

（山中 富）

ラベンダー香りの中に母をみる

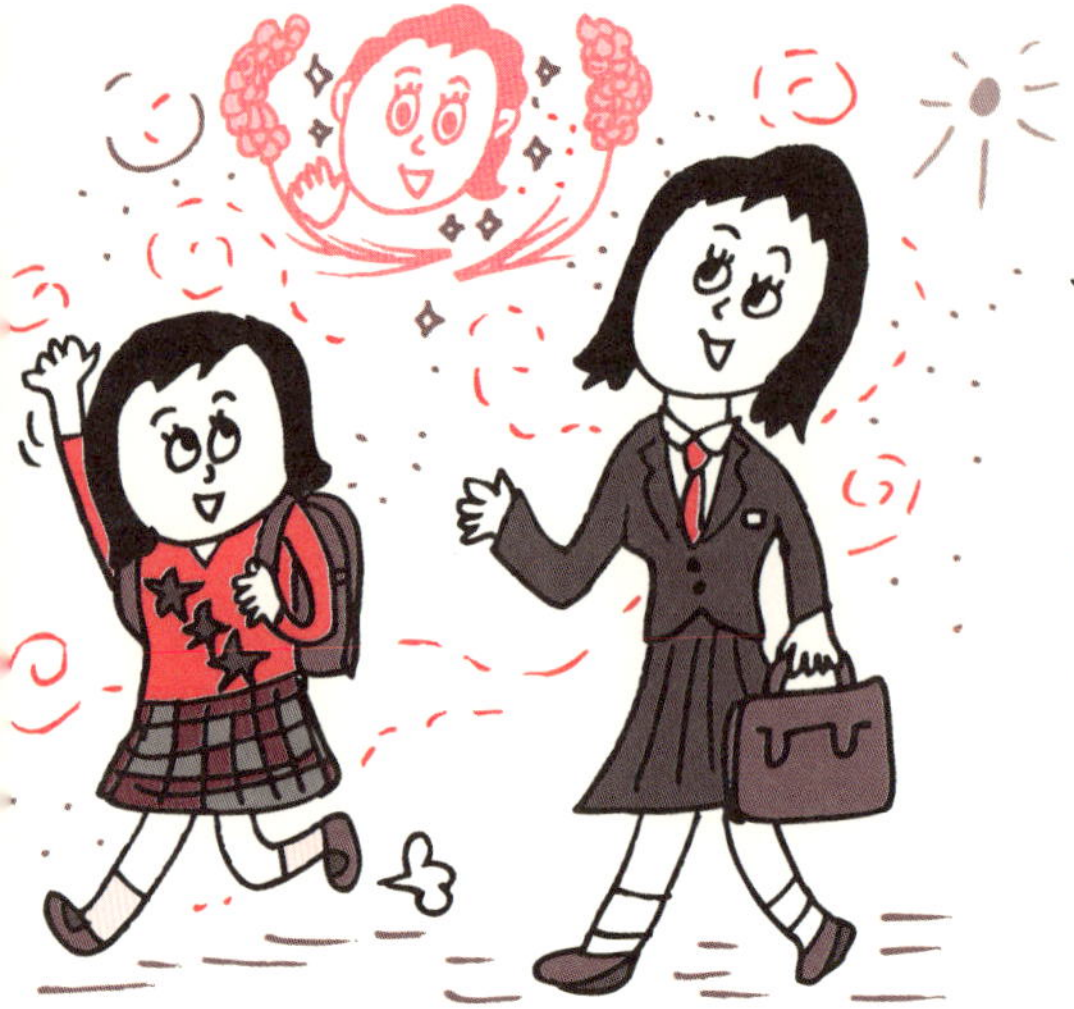

娘たちによるアロマセラピー

終末期の利用者さんとかかわるに当たって、いつもどのように寄り添っていけばいいのか、悩みながら支援しています。

利用者のAさんは若くして乳がんになりました。「病と闘いながら生活する彼女に対して、何ができるのだろう。彼女と残される家族のために精いっぱいのことをしてあげたい」と、これまで以上に気を張ってしまったのは、若くして去っていく彼女が私の幼いころからの大の仲良しの友人だったからです。

乳がんであることは中学生と小学生の2人の娘に告げられていたものの、週単位・日単位で変わる病状の変化については伝えられておらず、娘たちは戸惑っていました。今、このときしか持てない大切な時間を過ごし、母への思いを素直に伝えて旅立ちの準備をしてほしいという願いから、Aさんが好きなラベンダーの香りでの癒しの空間づくりやトリートメントを提案しました。娘たちによる手と足のトリートメントは、Aさんにとって一番安心して休むことができた時間のようでした。

これまでの生活の中で反発して困らせたことに対して「病気をして一番つらかったのはお母さんだったはず。何もわからずにわがままばかり言ってごめんなさい」「お母さんの子どもで本当によかった。産んでくれてありがとう」と思いを伝え、最期まで穏やかな母に寄り添って、看取りを行うことができました。

葬儀では、悲しむ娘たちにラベンダーの香りをかいでもらい、精神の安定をはかりました。遠く離れてしまう悲しみも、ラベンダーの香りで母がそばにいるように感じられ、和らいだようです。

天国の母といつも一緒に

娘たちは今でも、制服のネクタイにラベンダーの精油を一滴つけて登校し、うれしいとき、つらいときにその香りで母を思い、語りかけているようです。

天国へ旅立った彼女はみえなくなりましたが、ラベンダーの香りで娘たちも私もその姿をみつけることができます。

（神谷 紀子）

死に水にエンシュア注ぐ妻の愛

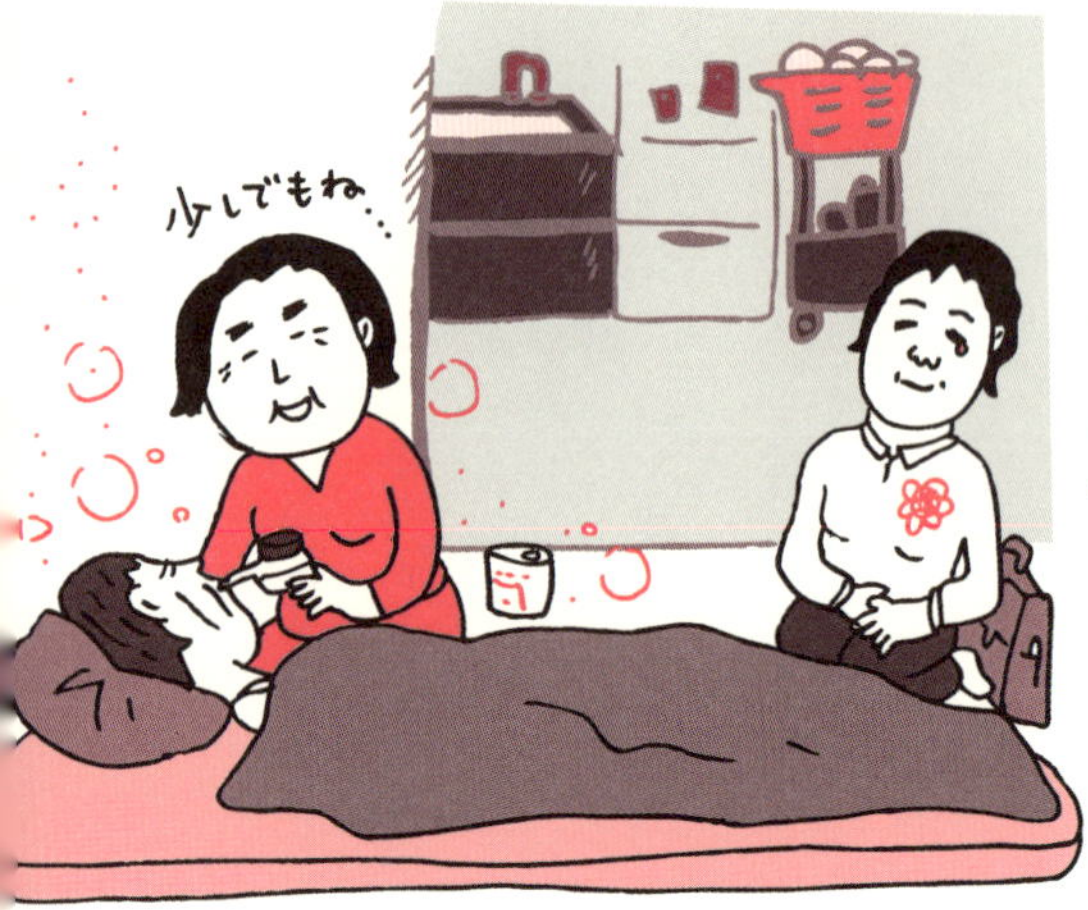

さまざまな場面に〝夫婦愛〟

訪問看護を始めて3年ほど経ったころに出会った利用者のAさん。舌がんの末期で、退院時には少量の食事を口にできる程度でした。

入院中は高齢の奥さんが毎日、自転車で20分かけて病院に通われていたそうです。「家だったら何かしながらでも一緒にいられる。やっぱり家が一番です」と笑って話す奥さんが印象的でした。

奥さんはAさんに少しでも食べてもらいたいからと毎日、小鉢を5～6種類も用意されていました。「すごいなぁ。私がもし奥さんの立場だったらできるだろうか？」「きっとよい旦那さんだったんだろうなぁ」「夫婦っていいなぁ」と思ったものです。

出会いが私を育ててくれた

Aさんはまったく食べられなくなり、ついに点滴が始まりました。1カ月ほどで徐々に体力がなくなり、ウトウトされていることが多くなってきました。舌がんの浸潤で出血したこともありました。

土曜日だったと思います。訪問したときには既に血圧も下がり、意識混濁。最期のときが来たことを奥さんに伝えました。すると、奥さんは慌てた様子もなく「死に水をとってもいいですか？」と聞かれました。「いいですよ」と答えると、奥さんは「エンシュアを飲ませてもいいですか？　少しでも栄養を入れたいんです」とおっしゃったのです。思わず涙があふれてきました。なんと優しい奥さんだろう、きっといい夫婦関係だったんだろう……と。それから2時間ほどAさんを前に奥さんとお話をしながら看取りました。退院時は余命3カ月といわれていましたが、約1年半も自宅で過ごされました。これこそ家族の力です。

私が看護を提供する以上に、利用者・家族からいただくものがたくさんあると感じています。家族愛、夫婦愛、友だち愛、絆などなど。人としてどうしていくべきかを教えていただいているようです。私自身が、利用者さんやご家族のおかげで成長しているのかもしれません。

今までに出会えた方に感謝、感謝。

（小牧　実千代）

家看取り きずなの強さ垣間見る

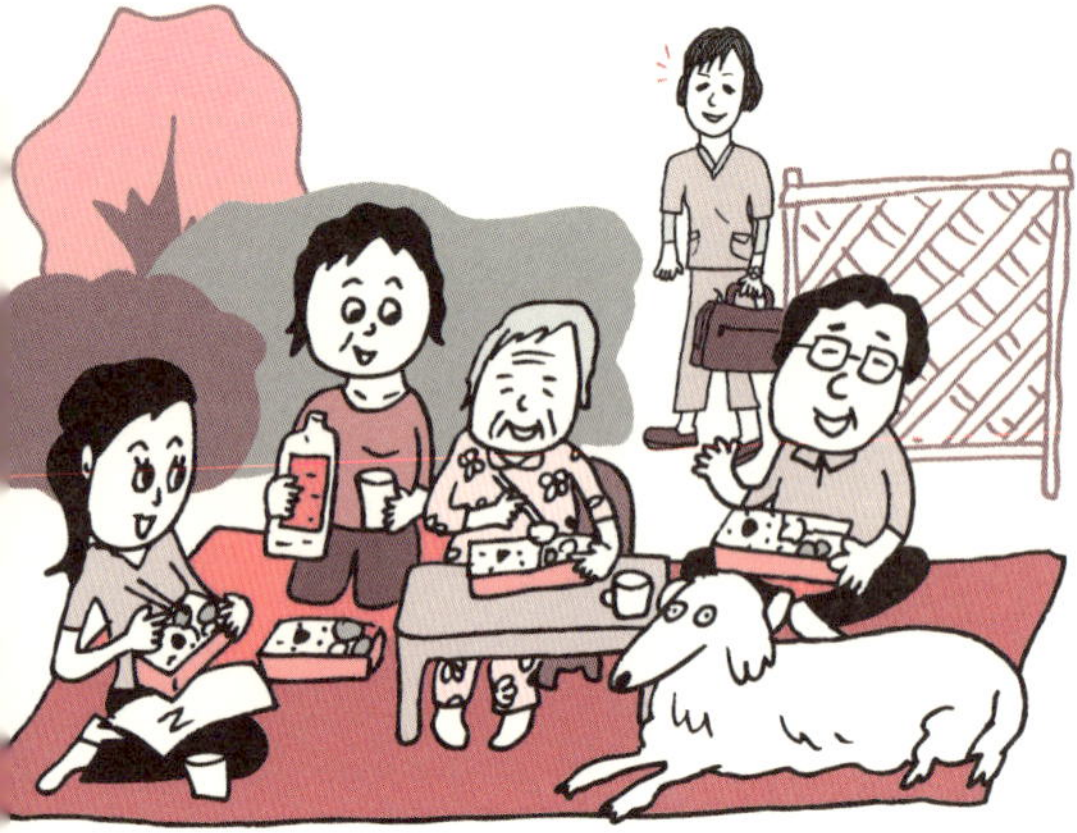

私が訪問看護に従事し始めたのは2002年4月。病院の看護師長から、在宅療養を支える訪問看護ステーションの管理者・所長に就任しました。訪問看護師として24時間利用者に寄り添う看護を実践し、病院から在宅へ帰っていただくことの意義について多くを学びました。

メンタル面から家族を支えて

まだ在宅看取りを希望する方があまりいないころのこと。ある在宅主治医より「肺がんの終末期で娘さん家族と同居しているAさんを家で看取りたいとの希望がある。夜間・休日でも対応できる？」との相談がありました。そこで、さっそく訪問を開始したのですが、病状が進むにつれて家族は苦しがるAさんを見るのがつらくなり「入院させてほしい」「なんとか楽になれる薬はないの？」と不安を訴えることが多くなりました。さらに1日4回以上の訪問や、夜間・休日の頻回なコールへの対応に困った私は、メンタル的な家族支援も必要だと考え、主治医と相談して実践開始。家族の思いを再確認した上で、Aさんの今後の状態の変化や、家族ができることについて説明しました。そして「訪問看護師と主治医は最期までずっと支えますから。それに、自宅で看取ることは家族の今後の生き方にも大変意義のあることなんですよ」などと繰り返し話をしました。

〝自然な最期〟を知る

その後、家族はAさんのために「医療に頼るのではなく、今、家族でできることをしてあげたい」と言い、手を握る、リンパマッサージや足浴をする、歌う、一緒に写真を見る、弁当をつくって庭で食べるなど、日常生活の中でさまざまな工夫をされました。最期のときは、家族5人とワンちゃん、主治医、訪問看護師がAさんを囲み、思い出話をしたり、「ありがとう」と声をかけたりしました。そしてAさんは眠るように旅立たれました。

主治医と利用者・家族の信頼関係、主治医と訪問看護師の連携・協働の大切さを実感するとともに、在宅看取りは自然な形だと思えた瞬間でした。

（清田　はるひ）

いつまでも自分の居場所ここにあり

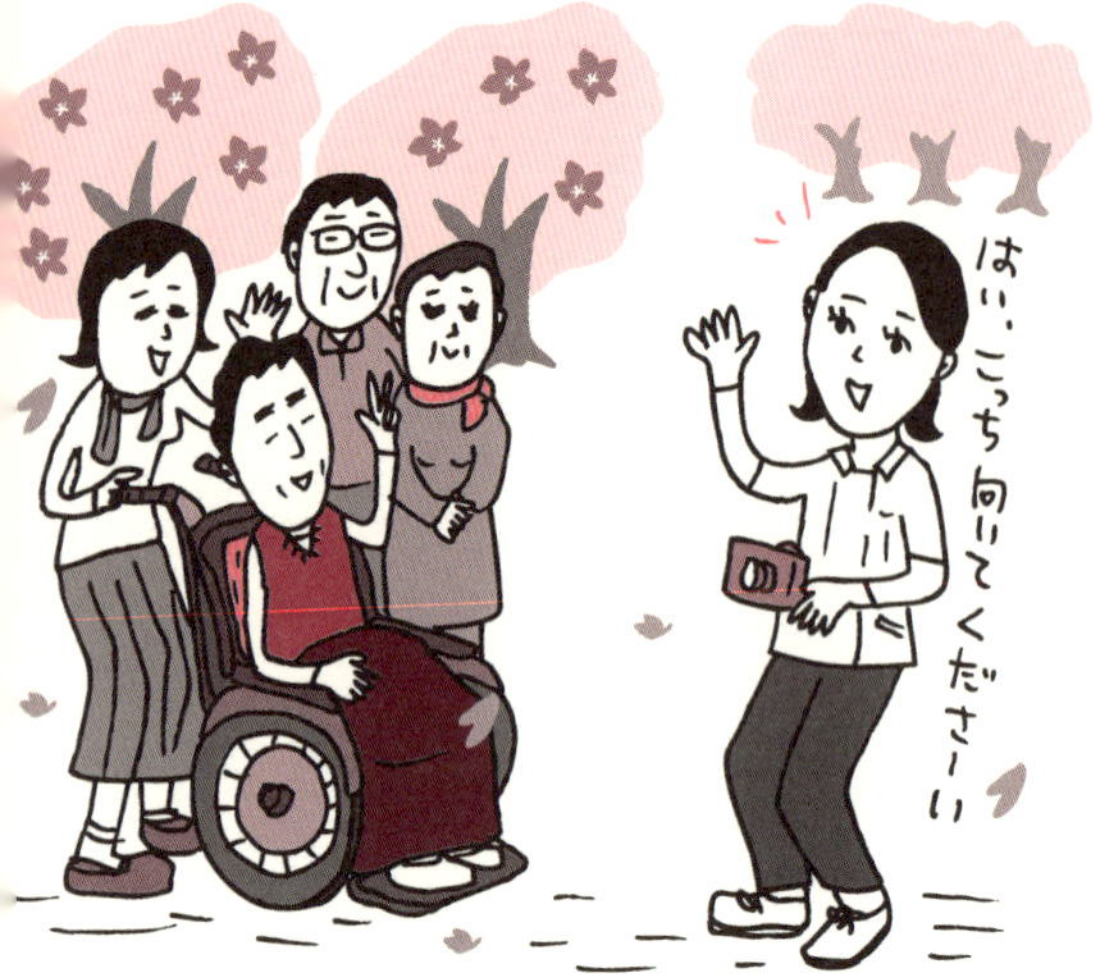

がん末期の40代の男性Aさんは両親と3人暮らし。訪問開始当初は、ご自身のそれまでの人生を振り返り、やや否定的に話す姿が切なく感じられました。でもその姿は素敵でもあり、素直にそう伝えると、「素敵ですか」とはにかまれました。栄養は高カロリー輸液でとっていましたが、口から味わう楽しさを少しでも感じてもらうため、料理が得意なスタッフがAさん好みのスープを差し入れすると、妹も愛情の込もったスープをつくってくれたと、うれしそうに話してくれました。

ともに生きる存在としての家族への気づき

Aさんは働きながら両親を支えてきた方で、

最期は自分はホスピスへ、病を持つ老いた両親は施設へと考えていました。母親の「先に逝かないで」という願いを受け止めながら、自身の今後を考える中、両親や妹を自分が保護すべき対象ではなく、ともに生きるかけがえのない家族であり、一緒に過ごす時間が大切であること、また妹はこの先、両親を任せる存在へと認識を変えていったようです。

自分の〝居場所〟を実感

そのころに、「俺、今のままでずっと家にいられるかな?」と聞かれました。Aさんの気持ちを大切にしながら、家族それぞれの思いにも寄り添ってケアを提供することにより、Aさんに「自分の居場所はいつまでもここなのだ」と実感してもらえたのではないかと考えています。

お花見の時期には車いすで近くの公園へ行き、Vサインと素敵な笑顔で写真撮影したり、満開の桜が風に吹かれて散りゆくさまを家族と一緒に室内からゆっくり眺めたりしました。呼吸停止の連絡で訪問した際には、「お水をほしそうにしたからね、飲ませてあげてね。ありがとうって言ってくれたの……それが最期だった」と、悲しそうに、でもどこか誇らしげに語る母親の姿がありました。

高校2年生のときに、家族の力になりたいと訪問看護師をめざした私にとっても、このような時間を過ごせる訪問看護の仕事は、「自分の居場所、ここにあり!」と実感でき、感謝の日々です。

（榎本 美由貴）

3章

本人・家族を支える

夫婦愛
介護をはじめて
芽生えだす

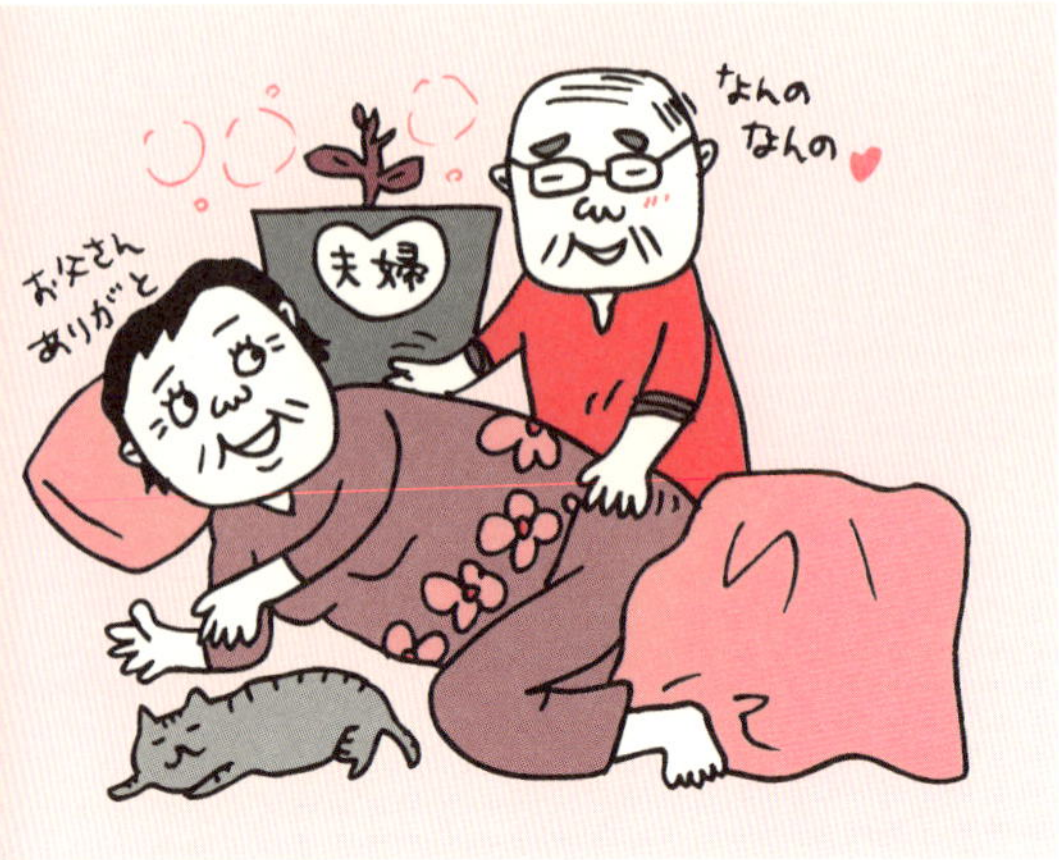

人生の先輩から学んだ夫婦観

　私が訪問看護を始めて、あっという間に15年もたってしまいました。この間にはいろいろな方との出会いがあり、「日々勉強」「歩《ほ》々《ぼ》是《これ》道《どう》場《じょう》*」で、出会った方々に多くを教えていただきました。人間の強さ・弱さ・人生観・夫婦観などなど。

　人生の先輩方の言葉から「介護が始まってからの夫婦の姿と健康なときの夫婦の姿」が違ってくることを聞いたり、感じたりしたものです。長年夫婦をしていると空気のような存在で、いて当たり前、いなくては困る。しかし、夫婦らしいことは何もなし。ところが、本来は大変な介護生活が始まることで、そんな夫婦の間に愛情や思いやりが再発することを知りました。

初めて〝本当の〟夫婦になれる

あるご夫婦のことです。妻はずーっと健康で主婦業をしていらっしゃいました。夫はまじめで無骨、家族のために仕事一途で生きてこられました。

定年後しばらくして妻の体調が悪くなり、がんが見つかりました。約半年間、手術や放射線治療、抗がん剤治療と頑張る妻を、夫は毎日病院に通って優しい言葉や励ましの言葉をかけながら支え、退院の日を迎えられました。

自宅では妻のことを気遣い、時には背中をさすり、毎日、妻が食べられる物を工夫してつくりと、妻が病気になって初めてすることも多くあったようです。妻は「いろいろあったけど、この人と結婚してよかったと病気をして思ったのよ」と言います。その言葉から、愛情や思いやりがご夫婦の間に確実にできていることを感じました。その傍らには、「病気になった妻を見るのがつらい」と話されながらも、一生懸命な夫の姿がいつもありました。そんな夫を思いやる病気の妻の姿も、とても優しく、強く映りました。

この川柳は、一方が病気や障害を持ち、介護を強いられることによって、初めて本当の夫婦になれる現状を詠んだものです。今から、私も、こうなりたいと思います。

（原田 典子）

＊歩々是道場　修行は道場だけでするものではなく、日々の暮らし、言動のすべてが道場であり修行であるとする禅の言葉。

看護師と見かけわからず自己紹介

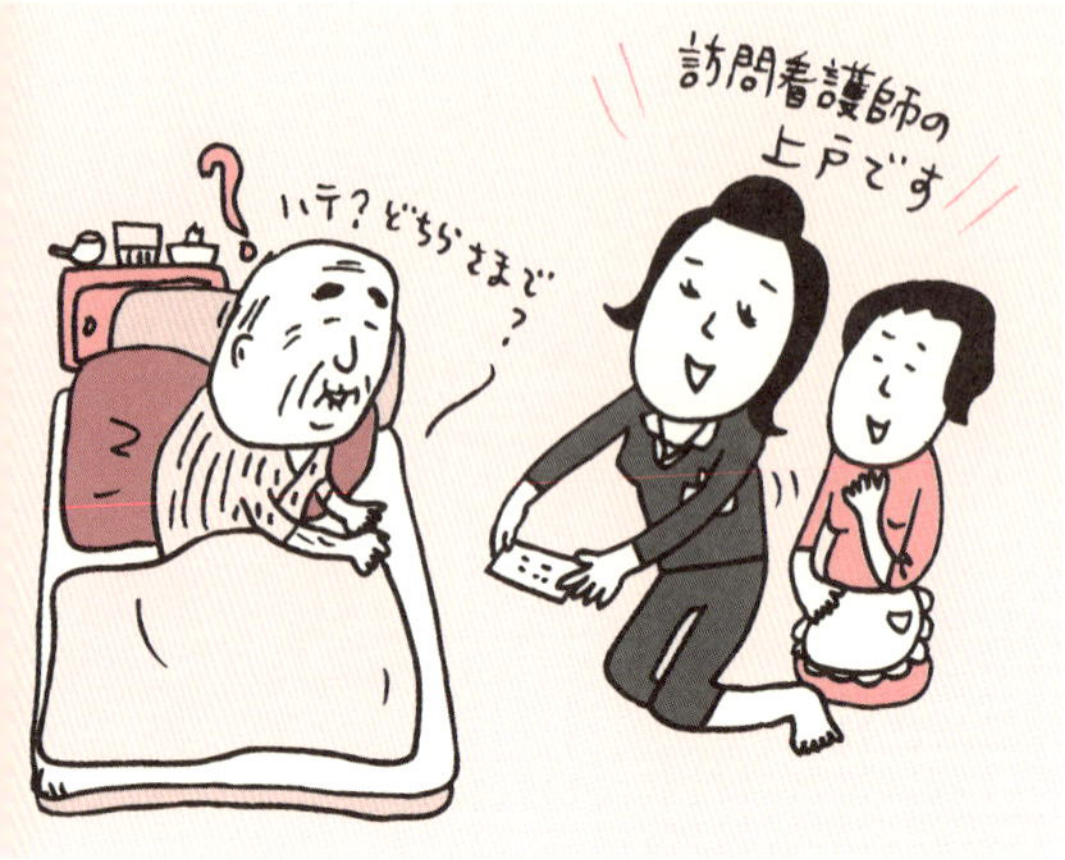

訪問看護の認知度の低さに驚く

ある日のこと、職場のユニフォームのジャージを着ていると、「お母さん、そんな格好でも看護師なん？」と小学5年生の息子が不思議そうに聞いてきました。そして、「ほんまに働いてんの？」と言われる始末。今年で、訪問看護師歴10年になるのですが……。

振り返れば、訪問看護を始めて2～3年目のころ、実家に帰省すると、父が「もう、看護師はしないんか？」と聞くのです。驚いてよく話を聞くと、ヘルパーさんと勘違いしており、片田舎に住んでいるとはいえ、訪問看護の認知度の低さを思い知らされました。

また、当ステーションの母体である総合病院のスタッフに訪問看護業務の認知度調査を行ったときは、残念な結果にショックを受けました。ステーションは別棟にあるためか、あまり認知されていない現実を知り、訪問看護の資料を作成して各病棟に配布したこともありました。

「訪問看護師は病院と同じ看護師の資格ですか？　何か、ほかに資格がいるんですか？」と尋ねられることもあります。説明しながら、〝もっともっと訪問看護師の名を広めなければ！〟と思います。

見かけではなく中身で勝負！

初回訪問時、ご家族が事前に説明してくださっていても、高齢の利用者さんが「誰かな？」と思われているようなとき、「こんな服装をしていますが、看護師です」と名刺を差し出し自己紹介すると、場が和んで笑いを誘うこともあります。当たり前のことですが、どんな格好をしていても、看護師としての職務を全うできる中身が大事です。

病棟勤務時代は「色の白いは七難隠す」で、白衣でいろいろと隠されていたところもあったかもしれません（笑）。しかし、在宅では敷居をまたいで、生活の場に入らせていただきます。人対人のかかわりが密で、専門的な知識や技術の熟練だけではなく、一般常識・礼儀・人柄・品性なども、さらに重要と感じています。そして、その上に築かれた信頼関係は強固なものだと実感しています。

（上戸 照美）

送った後予約を入れる立ち話

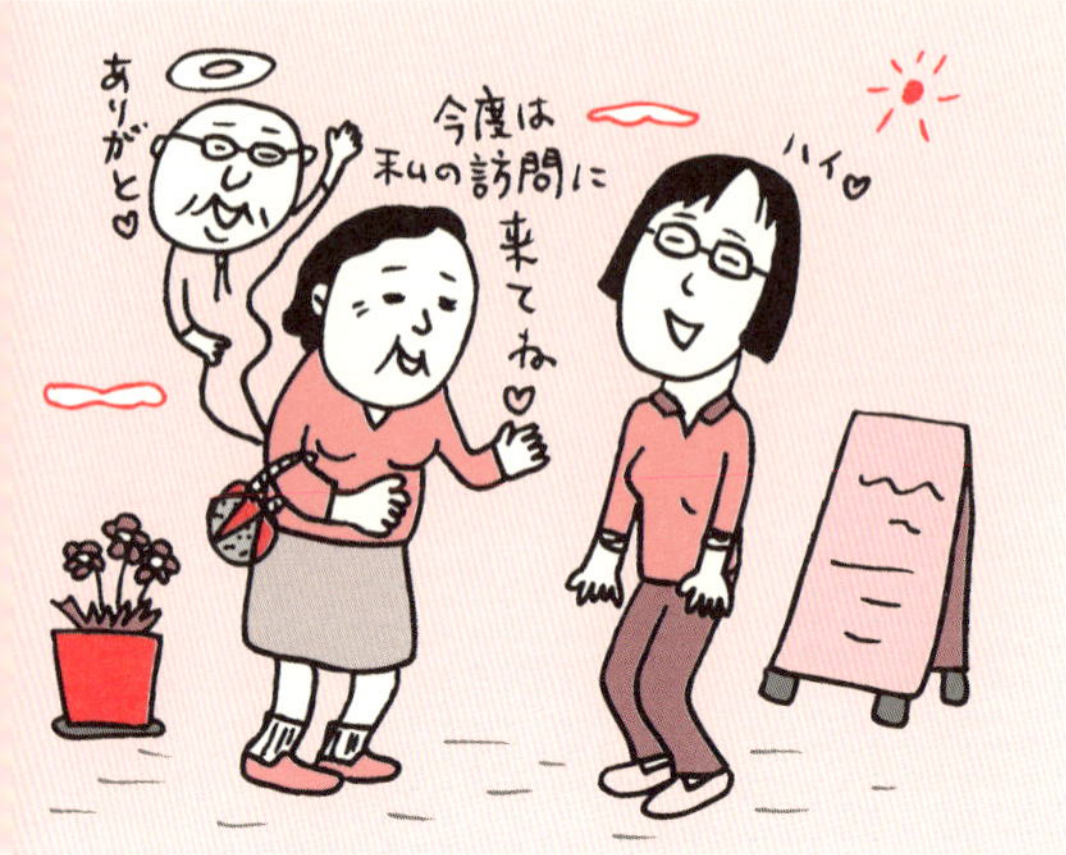

利用者・家族に信頼される喜び

雨にも風にも負けず、夏の暑さにも紫外線の脅威にも負けず、日焼けとシワを勲章に楽しく訪問して11年が過ぎました。

訪問看護の魅力は何か？　と言われれば、さまざまな人生経験を持つ方々との出会いの楽しさに加え、一番大きな要素は〝信頼される喜び〟だと思っています。「死ぬまで来てや」なんて言われることは〝おそらくあなたの余命より私の定年が先に来る……〟と思いつつも、うれしいものです。

長期間訪問していて在宅看取りとなる方が割合に多かったこともあり、介護者の気心も健康状態もよくわかり、十分に寄り添いつつ最期を迎えていくことができました。

そういう利用者さんが亡くなられた後、ご家族に外でばったり出会うことがあると、ひとしきり思い出話をして、ご自身の近況や体調の話から療養相談になり、長い立ち話の終わりに、「今度は私の訪問に来てね」と、ずいぶん先の予約が入ったりします。

立ち話で笑顔を引き出す

Aさんは心疾患のある年の離れたご主人と2人暮らし。入浴介助を目的に、訪問依頼が来ました。それまではAさんが支えて2階にあるお風呂へ連れていっていましたが、下肢筋力低下で困難に。家屋の構造上、階段昇降機はつけられず、でも訪問入浴は本人の拒否があり、「何とかして家のお風呂に入れてほしい」ということでした。訪問開始後、しばらくは支えて何とか階段昇降していたものの、病状が進行して2階に行けなくなり、だんだんと介護や療養方法、Aさんの健康相談に乗ることが増えていました。ご主人を看取り、訪問は終了しましたが、ステーションの近くにお住まいでしたので、外でばったりAさんにお会いして、少々長めの立ち話になることもありました。

余談となりますが、以前、〝笑い〟が免疫力を高めると話題になりました。確かに笑えることは素晴らしく、訪問の際はもちろん、立ち話のときにも、楽しさを提供できるように努力しています。

（芳賀 理絵）

帰したい
あなたが暮らした
その街に

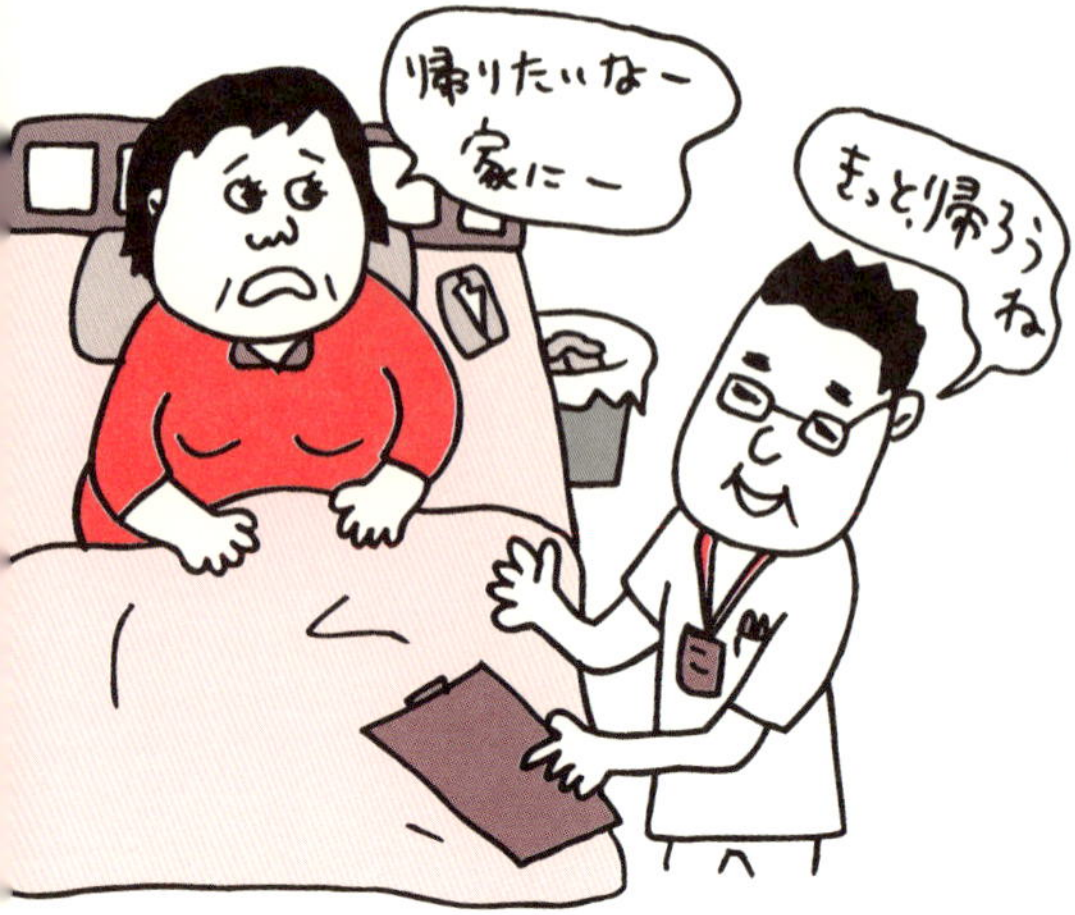

退院を願う患者さんと一緒に

7年前、精神科単科病院の急性期病棟に勤務していた私に、開放療養病棟へ異動命令が出ました。開放療養病棟は長期入院や社会的入院の要素が高い患者さんが多いイメージで、「急性期こそ看護だ！」と思っていた私は非常に抵抗を感じました。

異動してから受け持ちになったのが、入院6年目になる女性患者Aさん。入退院を繰り返しており、合計すると20年以上にも及んでいました。Aさんの退院に対する意欲は高かったものの、さまざまな要因が退院を阻んでおり、なかなかスムーズに退院に向かうことができませんでした。

想いがつながって……

受け持ち担当看護師としてAさんの意思を常に確認しながら、退院に向けての取り組みを行いました。「すぐにでも退院したい」「暮らした街に帰りたい」という強い想いに支えられ、Aさんは前に進もうとしました。

主治医から「支援を受けられるなら退院にチャレンジしてもよい」と許可が出ました。そこで行政の「退院促進支援事業」にお願いし、会議で検討を重ねましたが、「医療のアウトリーチがないと受け入れるのは厳しいかもしれない」との懸念が消えませんでした。

その地域には「医療のアウトリーチ」という支援がありませんでした。病院の一職員であった私は「自分が医療のアウトリーチに出たい」という思いはあったものの、動ける範囲は限られていました。病院内に訪問看護ステーションをつくろうと取り組んでみましたが、さまざまな事情からそれは難しいことでした。そこで、私は勤めていた病院を退職し、精神科に特化した独立型の訪問看護ステーションを立ち上げることにしました。

Aさんの「帰りたい」という想いと、私の「帰したい」という想いがひとつにつながった瞬間、私の人生は大きく変化しました。彼女を受け持っていなければ、現在の私はいません。訪問看護の楽しみ、やりがいを教えてくれた彼女に感謝です。

（藤田 茂治）

父母《ちちはは》の排痰吸引超一流

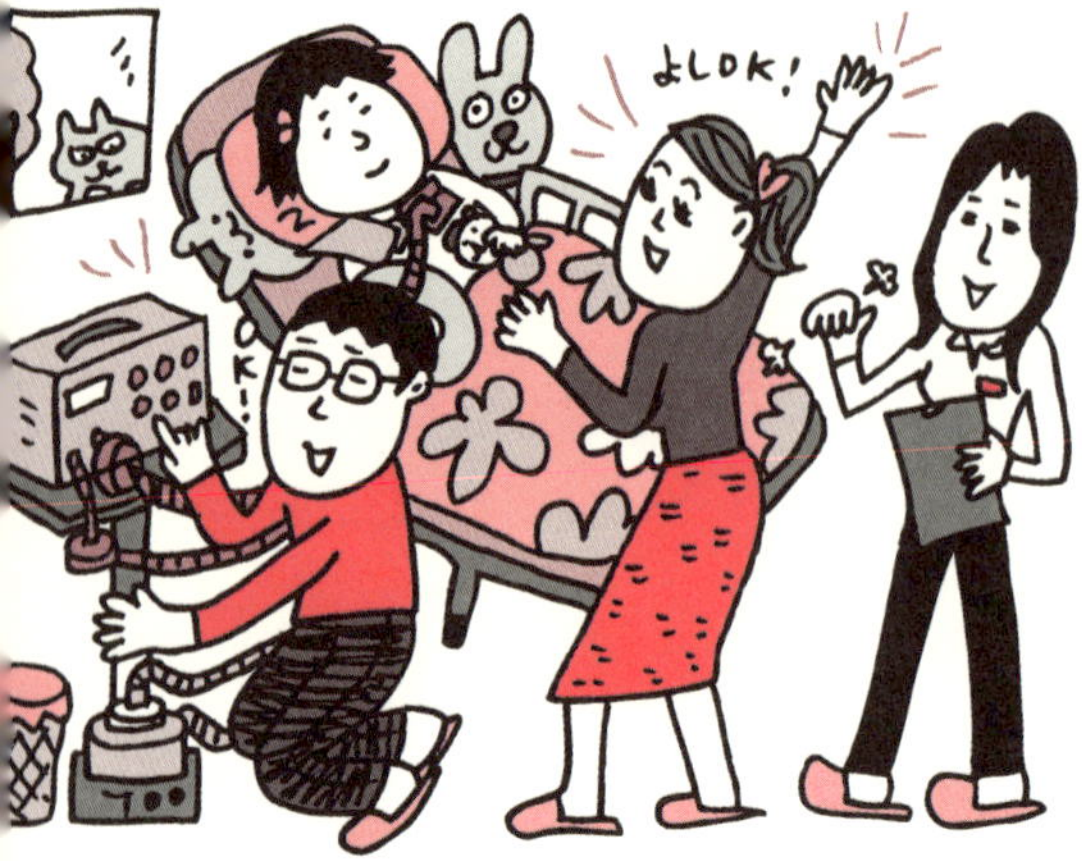

父と母の底力

9歳になるYちゃんとの出会いは7年前の2003年、総合病院小児科の一室でのことでした。生まれてすぐに気管切開をし、機械による呼吸管理を余儀なくされたYちゃん。主治医からの提案と父母の強い意志で在宅療養を選択しました。

まだまだ小さな身体のYちゃんは、自力での痰の喀出が困難なため、退院するには常時排痰のケアができる状況にしなければなりませんでした。訪問看護師がいられる時間はわずかなため、ご両親は昼夜を問わずYちゃんの呼吸管理をすることになりました。特に長時間にわたり、介護に携わる母親は、初めこそ不安な表情を見せましたが、Yちゃんの上に3人の兄姉の子育てをしているパワーを発揮して、みるみるうちに技術を獲得していきました。

7年という長い間、大きな体調の変化もなく在宅療養を続けられるのは、この父母の〝超一流の排痰吸引〟のおかげにほかならないでしょう。

「小児訪問看護」を満喫しましょう!

それでは、超一流の援助を行える父母の前で、訪問看護師は何をすればいいのでしょう。訪問看護制度が始まって18年(注:執筆当時)。いまだに「小児訪問看護」の依頼を断るステーションがあると聞きます。もちろん、成人と違って成長発達に対する支援や母親に対しての身体的・精神的サポートが大きな役割となるなど、小児科の経験のない方は1人で行く訪問に不安がよぎるのは当然です。でも、それはもともと看護師だからできること。長期間にわたり、子どもとその家族を見守り続けられる訪問看護師にしかできない大切な役割なのです。

子育てをしているお母さんに純粋に寄り添ってください。お話はできないけど、表情やしぐさで表現する子どもたちをかわいがってください。そうすれば、みんな見えてきます。寄り添うだけでいいのです。

かく言う私も初めは不安でした。でも今は楽しいですよ。訪問看護師の皆さん、「小児訪問看護」を満喫しましょう。


(高橋 保子)

去年より エプロン姿が さまになり

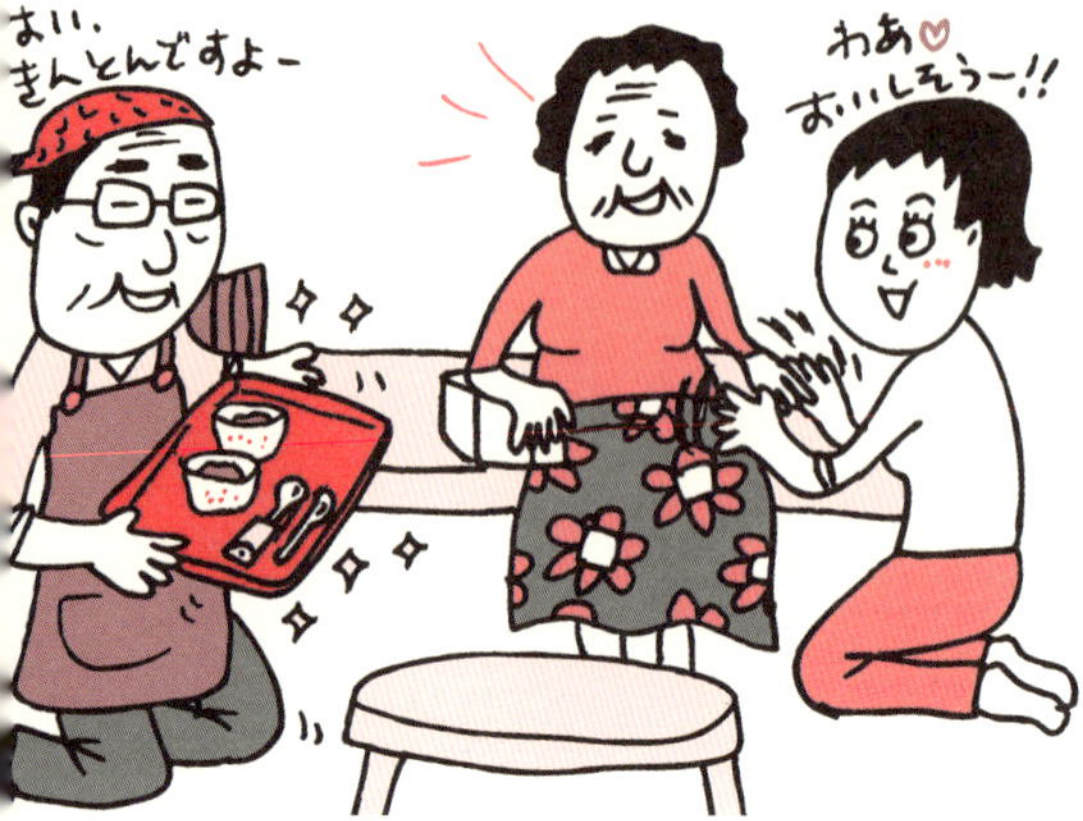

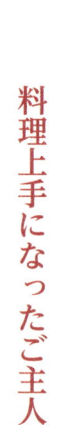

料理上手になったご主人

リウマチのTさんは手足の指の変形が進み、痛みも強く、つらい日々を送っています。そんなTさんのために、ご主人は1日3食おいしい料理をつくってTさんを喜ばせています。

京都の大店《おおだな》*に育ち、東京の大手放送局で勤務されていたご主人は「家事は女の仕事」と割り切り、キッチンに立つことはまったくなかったそうです。家事ができなくなったTさんのために、見よう見まねで料理を始めたご主人。包丁で指を切ったり、お気に入りの食器を何度も割ったりと挫折を繰り返し、いら立つことも多くあったようです。

在宅療養を始めて1年が過ぎると、ご主人がエプロンをしたまま出迎えてくださることが多くなりました。いつもキッチンにいて、何かをつくっているようです。先日は「サツマイモのきんとん」と「冬瓜の蟹のくずあんかけ」をつくっていました。すごい上達です。いつも部屋にはおいしそうな香りが漂います。

ご主人は本が大好きで、ちょっとした時間には必ず本を読んでいます。最近は本のそばに手あれ防止クリームが置いてあり、ほほえましいような胸が熱くなるような思いで見ています。

療養生活に欠かせない〝笑顔〟

先日、Tさんがトイレに行っているとき、ご主人が「もう自分の人生は捨てた。あいつは僕がいないと生きていけないからね」と笑って話してくださいました。「でも、もう1回だけ外国に行って、絵を描きたいなあ」と言い、そのまま黙ってしまわれました。ご主人は絵がお好きなのです。

ケアの間、ご主人の料理の話を聞いていると、そばでTさんがニコニコしています。そのTさんを「お前、ちょっと太ったな」とご主人がからかいます。お2人の穏やかな表情の裏には、さまざまな思いと、闘う厳しい現実があります。それでもこの〝笑顔〟が在宅で療養生活を送る上でなくてはならないものなのです。利用者さんだけでなく、ご家族への配慮も必要なことを日々認識しています。

（神原　雅美）

＊規模の大きな商店

春相撲　静かな君の　笑ったような

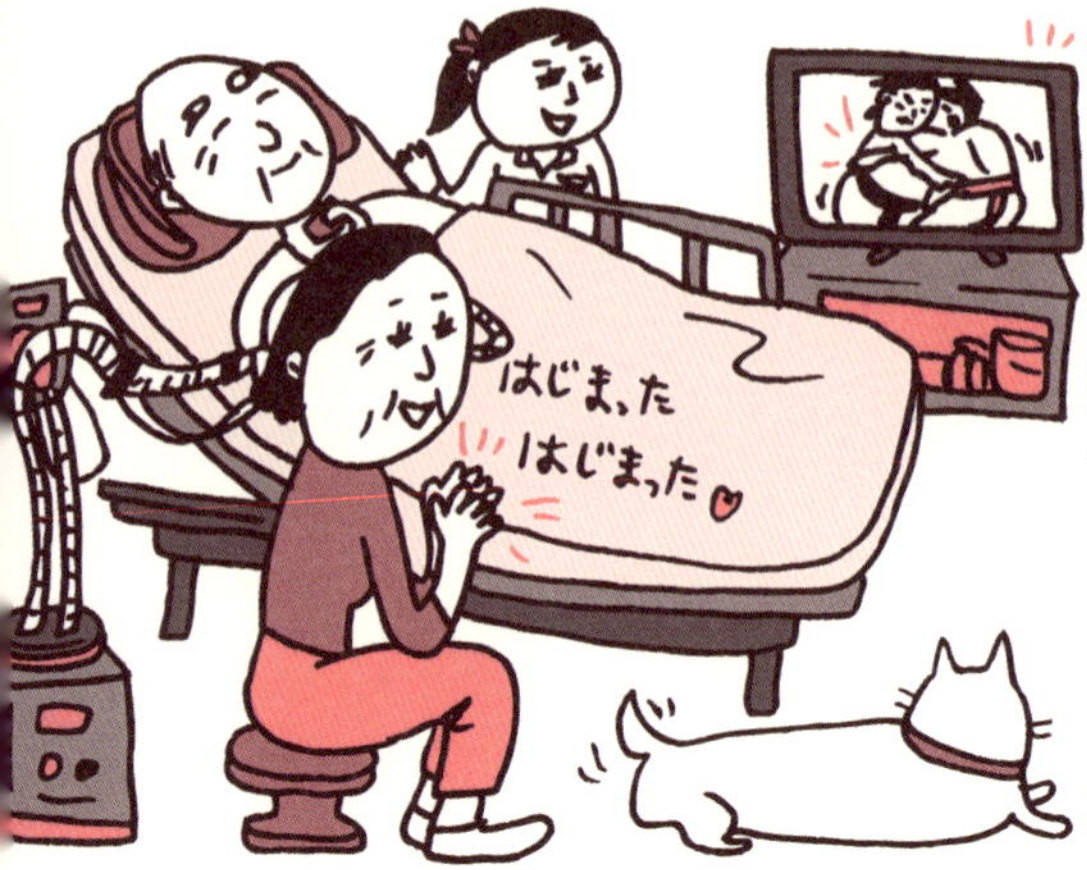

神経難病の人の介護

私は、ほぼ神経難病に特化した在宅診療専門クリニックで訪問看護とレスパイト専門病棟の実務、管理をしています。

神経難病の多くは、人として最低限満たされるべき「食」「会話」「呼吸」までも失う、残酷ともいえる経過をたどります。

自分の身を削るように介護をされている介護者も少なくなく、誤解を恐れずに言えば、むしろコミュニケーションがとれなくなったほうが介護は楽になるのではと思うこともあります。

奥さまへの〝ご褒美〟

Aさんは病名告知の後、意思伝達装置の導入を拒まれました。奥さまは、Aさんの眉の動きを読んで事細かいことまで察知されていましたが、疲れはたまる一方。買い物中に転倒され、その前後の記憶が飛んでしまったこともありました。

その後、Aさんの反応は薄くなり、今は刺激に対して眉間がわずかに動くのみです。奥さまは「疲れは減ったけど、返事しなくなって寂しいわ」と言われましたが、介護を続けるためには〝現状〟も受け入れざるを得ないと私は思っています。

Aさんは2カ月ごとにレスパイト入院をされていましたが、2010年11月の入院の後、「次は2月で」と奥さまが言われました。1月中旬の訪問看護時、奥さまが体調を崩されていたので「入院まで少しあります。大丈夫ですか?」とお聞きすると、「お父さんの大好きな大相撲の本場所は奇数月にある。家でゆっくり見せてあげたいから入院が偶数月になるよう、1月は頑張ってん! テレビでお相撲が流れたらね、時々、お父さんが笑うてるみたいに見えるんよ」とニコニコ。

私にはどう頑張ってもAさんの笑顔を見つけることはできません。訪問看護師としてちょっと不甲斐ない気がしないでもありませんが、奥さまだけに見える笑顔があってもいいのかなと思います。Aさんの笑顔は、しんどいことを何度も一緒に乗り越えた奥さまだけに贈られるAさんからの最高の〝ご褒美〟ではないかと思うからです。

（玉井 真由美）

立ちました
波止場に竿を
握りしめ

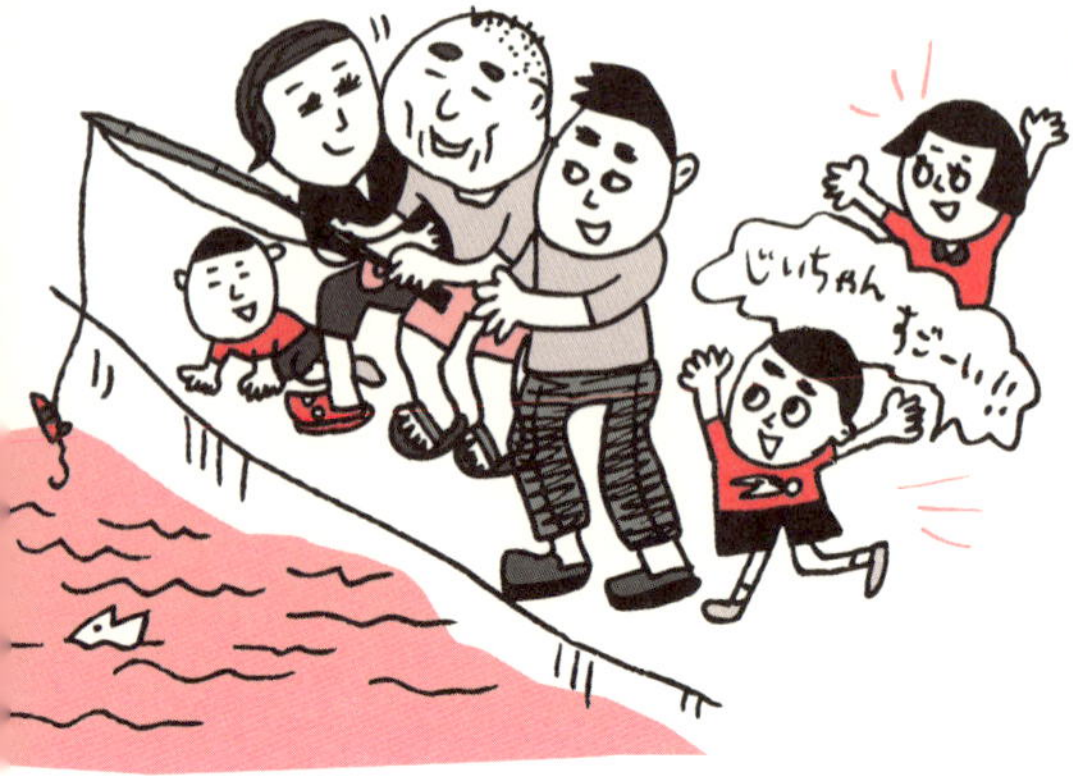

「自宅で過ごしたい」

私は約15年近く訪問看護をしてきましたが、Fさんほどの生命力の強さを感じた利用者さんは初めてでした。

Fさんは60歳過ぎの寿司屋の大将。趣味は魚釣り。趣味が高じてクルーザーを買ってしまいました。寿司屋（兼自宅）は最愛の妻の名前を付け、その妻も10年前に急に先立ち、その後は娘と息子が店を手伝ってきましたが、それぞれ所帯を持ち、Fさんは独居になりました。

3年前に腸腰骨腫瘍が見つかり、入退院を繰り返していましたが、6月下旬に主治医から「肝臓と肺に転移があり、あと2カ月ぐらい」と病状説明がありました。独居のため、子どもたちは緩和ケア病棟への入院を希望。しかし、その夜、Fさんは病院をだまって出てきてしまったのです。自宅に帰りたい一心で……。

翌日自宅にいるのを無事確認。Fさんは〝自宅で過ごしたい〟と強く願い、その日から訪問看護が入るようになりました。娘も父の思いをかなえるために、姑に子どもの世話を頼み、泊まり込むこととなりました。

寝たきりだったFさんが……

Fさんは訪問看護導入時より麻薬を使用しており、常時、熱が38度台、意識も朦朧として臥床していることがほとんどでした。時折、釣りとクルーザーの話をしてくれて、「今度クルーザーに乗せてやるわ」と自慢そうでした。


夏休みになり、孫が思い出づくりにと〝釣り〟を企画しました。Fさんは寝台ストレッチャーを使ってよく通った波止場まで行き、海を眺めました。Fさんにとって外の空気は1カ月ぶりでした。

懐かしい潮の香り。海を眺めていたFさんは急に起き上がり、座位になりました。立つしぐさを見せたため、両脇をかかえられて立ち上がり、釣り竿を握りしめていました。みんなFさんが立ったことにとても驚きました。その後、自慢のクルーザーを指さし、「今度乗せてやる」と一言。

その日から1週間後、Fさんは家族に看取られ、静かに最愛の妻のところに旅立ちました。


（前野 美紀）

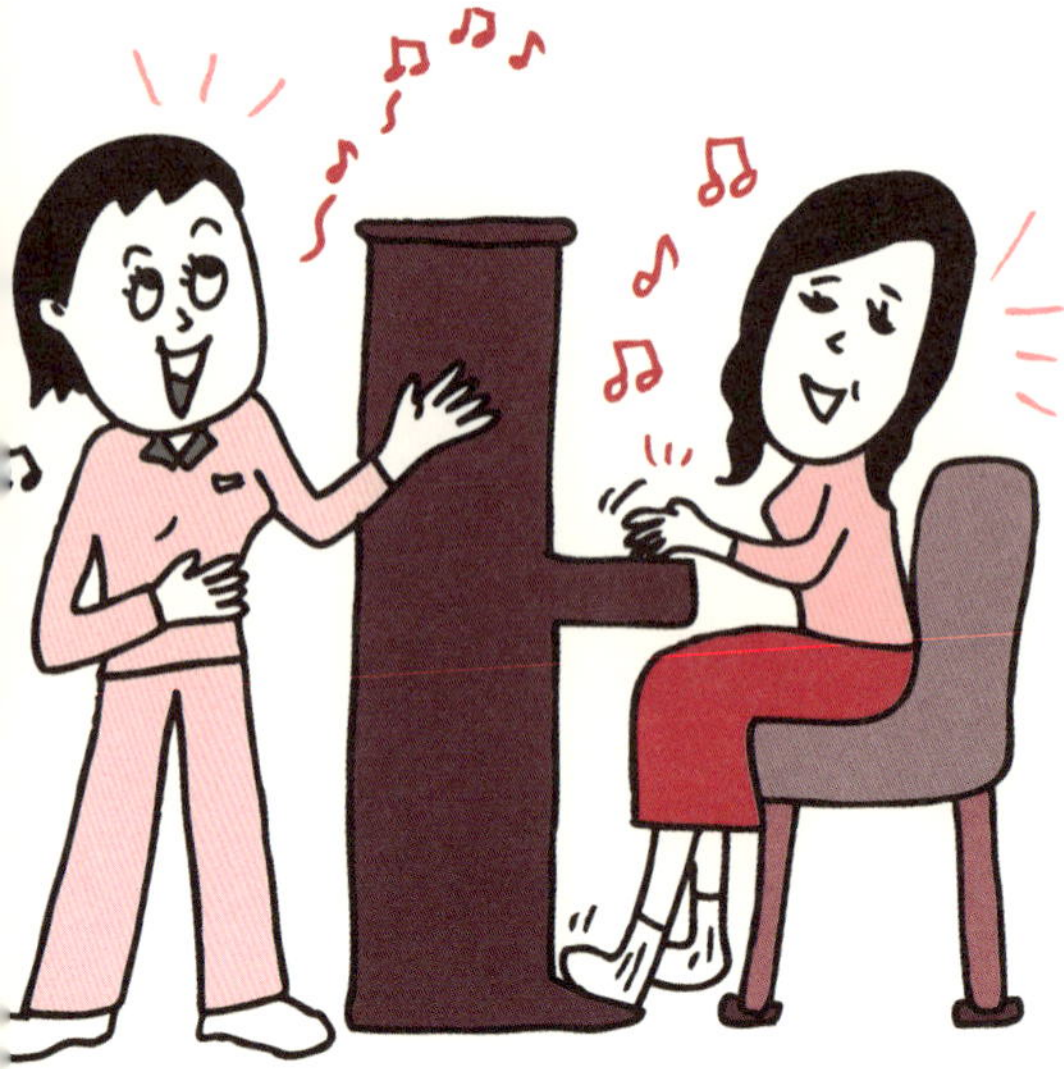

ドーパミン歌をうたって大放出

ニーズとデマンドの違い

50歳代で若年性パーキンソン病のA子さんは、元小学校の教師です。ケアマネジャーから、主に服薬コントロール・精神的ケア・排便管理を中心に、毎日の訪問看護依頼がありました。難病の方は看護師と濃厚な関係になって、頻回な緊急電話などいろいろ問題が起きやすく、A子さんの場合も他のステーションとトラブルがあったようです。

訪問看護を始めて1週間目くらいから、やはり深夜・土・日などに「ちょっと来て！」とA子さんから頻繁に連絡があるようになりました。しかし、当ステーションは開設したばかりなので、緊急訪問に伺えないこともあることを条件に契約していたのです。

緊急依頼を断るのはつらかったですが、A子さん自身で解決できるように電話で対応しました。もちろん、普段の定期的な訪問で抗パーキンソン病薬の効果的な服薬法、リハビリ兼排便体操、またご主人の操縦法（笑）もアドバイスし、自律をめざしてほしいという願いを込め続けました。そして最近は「今日は土曜日なので訪問看護無理だったわね。いいわ、自分でやるから」とA子さんは自ら判断して、うまく切り抜けられるようになりました。私たちはそれを労い、励ましました。

着てみたかったそのドレス

A子さんの教師時代に子どもたちと一緒に撮った写真を拝見すると、病気のために退職することがどれだけ残念・無念だったか計り知れません。A子さんは今でもピアノを弾くことは大好きで、訪問看護では、まず一緒にコーラス。「ドーパミンがいっぱい出たわ！」とA子さんがスイッチオンになってからフルコースの看護ケアです。

「この秋に難病の家族の会があるの。一緒に歌わない？」と誘うと「うれしい、前からつくっておいたドレスがあるの。やっと着られるわ！」と喜ぶA子さん。

これって看護師冥利に尽きませんか？　A子さんから、訪問看護って素晴らしいことを教えてもらいました。


（久木 ひろ美）

過緊張　迷って悩んで癒されて

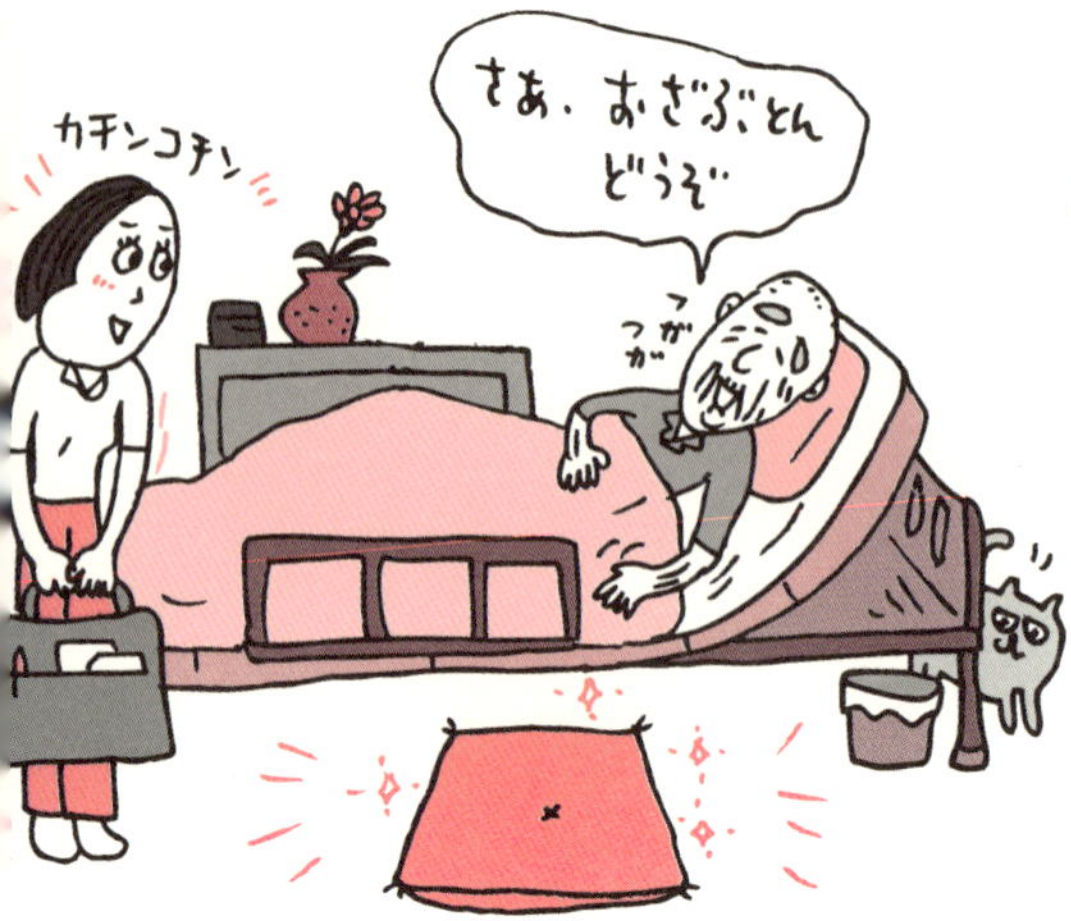
カチンコチン
さあ、おざぶとん
どうぞ
フガフガ

訪問看護は緊張の連続！

縁あって訪問看護に携わって2年目となりました。訪問看護を始める前は10年間の専業主婦、その前の8年間は看護教員として過ごし、私の病棟勤務時代ははるか遠い記憶です。

こんな異色？　の経験を持つ私に果たして訪問看護ができるのかと、不安と緊張のスタートでした。

訪問看護は家族が暮らす居宅にうかがい、疾病もさまざまな幅広い健康レベルの利用者さんに対応していかなければなりません。多くの場合は1人で訪問し、観察・判断・ケアを決定していくという責任の大きさを痛感しています。緊張・不安を抱え……、迷って、悩んで、「これでよかったの？」と考える毎日です。

こんな知識・技術・態度の未熟な私を、きっと利用者さんや家族はお見通しのはずです。それでも、利用者さんから「また来てね」と言葉をかけられたり、毎回「どうぞ座ってください」と座布団をすすめられたり、なにげない会話や笑顔にホッと癒されています。

利用者さんは厳しい現実と向き合いながらも、未熟な私を温かく迎えてくださっていることを実感しています。

力強い息子からの励まし

このように訪問看護という新しい分野への取り組みは、私にとっては大きな挑戦です。ある日、思うようにいかず、がっくり落ち込んでいる私に、小学生の息子から「お母さん、真面目にやればいいんだよ」と思いがけないひと言が!! 息子には発達障害があり、まさかそんなことが言えるとは思ってもみなかったからです。少しだけ肩の力が抜けました。

まだまだ緊張と余裕のなさは否めませんが、息子の言葉に背中を押され、また職場の訪問看護ベテランナースに支えられ、さらに未熟な私を迎えてくださる利用者さんに感謝して、今の〝ありのまま〟の私も大切にしていこうと思っています。

そしていつか……、訪問看護の醍醐味を味わってみたいとひそかに思う今日このごろです。

（佐久間 玲子）

一滴の水になれればそれでいい

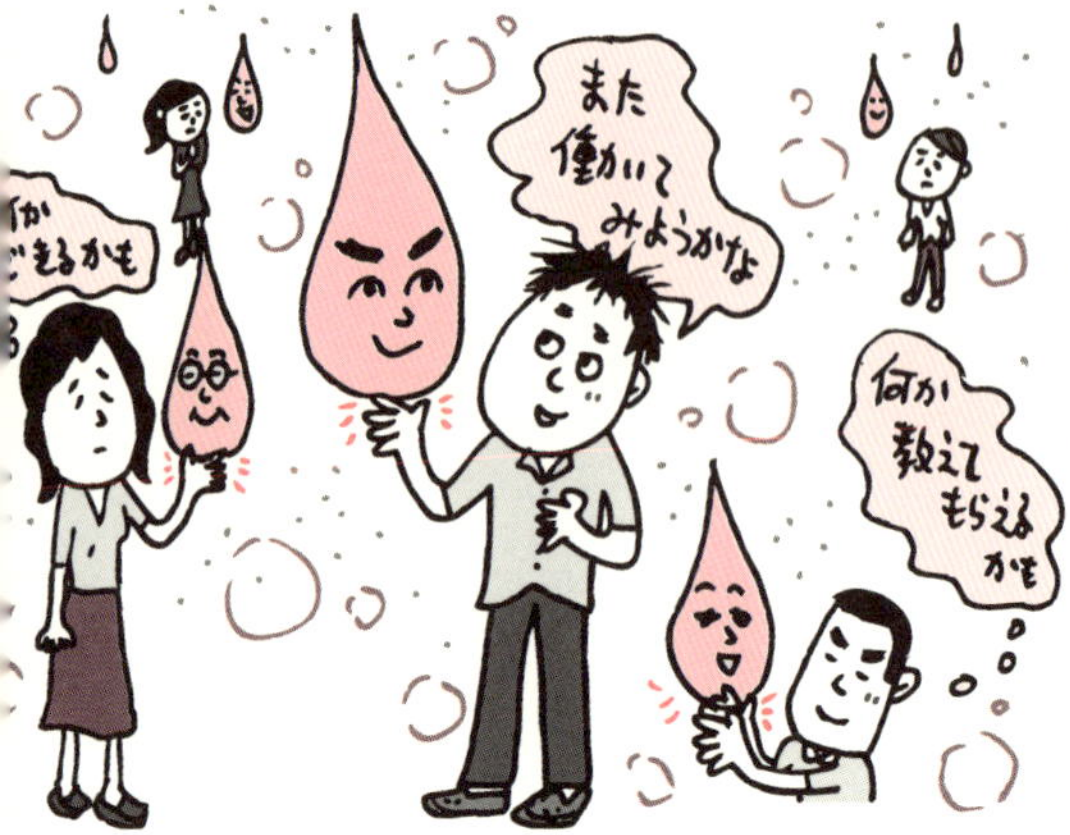
また働いてみようかな
何か教えてもらえるかも

精神疾患を患うことで感じる生きづらさ

クマムシを知っていますか。地球上のどんな環境にも生息し、過酷な環境ではクリプトビオシスという休眠状態になり、適応できる環境になれば、水分を得ることで再び動くことができる動物です。

人が病気によって受ける身体的・心理的・社会的ダメージは大きいものですが、精神疾患では心理的・社会的なダメージを大きく受けている方が多いように感じます。

精神疾患を患うことで、「人間として終わりだ」とまで考えてしまう人、休職することで生きがいをなくした人、「このままじゃダメだ」と考えながらも自信がなく行動できない人、考えつく限りの方法を試そうとしても「危険だから、病気だから」と周囲に止められる人、思い切って行動してもうまくいかず、さらに傷ついてしまう人など、さまざまな要因で生きづらさを感じている人がたくさんいます。これらのことから人との接触や社会参加を躊躇してしまう状況になることも少なくありません。

活動を再開するための〝一滴の水〟

冒頭のクマムシは瞬時にクリプトビオシスになるわけではありません。環境が苛酷になるにつれ、代謝をやめて時間をかけて活動を停止します。私たちが訪問看護でかかわる人々も、生きづらさの連続によりクリプトビオシスになっているのかもしれません。しかし、クマムシは生きるためにクリプトビオシスになるのです。

精神科訪問看護では利用者本人の考えや思いを聞く機会がたくさんあり、「なぜ生きづらいのか」を知ることもできます。「一滴の水＝活動」を再開するのに必要な物、それは訪問して他愛のない会話をすることかもしれないですし、支援者が持つ知識や技術を提供することかもしれません。本人の考えを尊重し、生き生きとした生活を送るには何が必要かをともに考えながら、日々訪問看護をしています。

病気を体験した人をクマムシに例えることは大変失礼なことと思いますが、どうかお許しください。

（木下 将太郎）

「ナースって？」身近な医師すらイメージなし

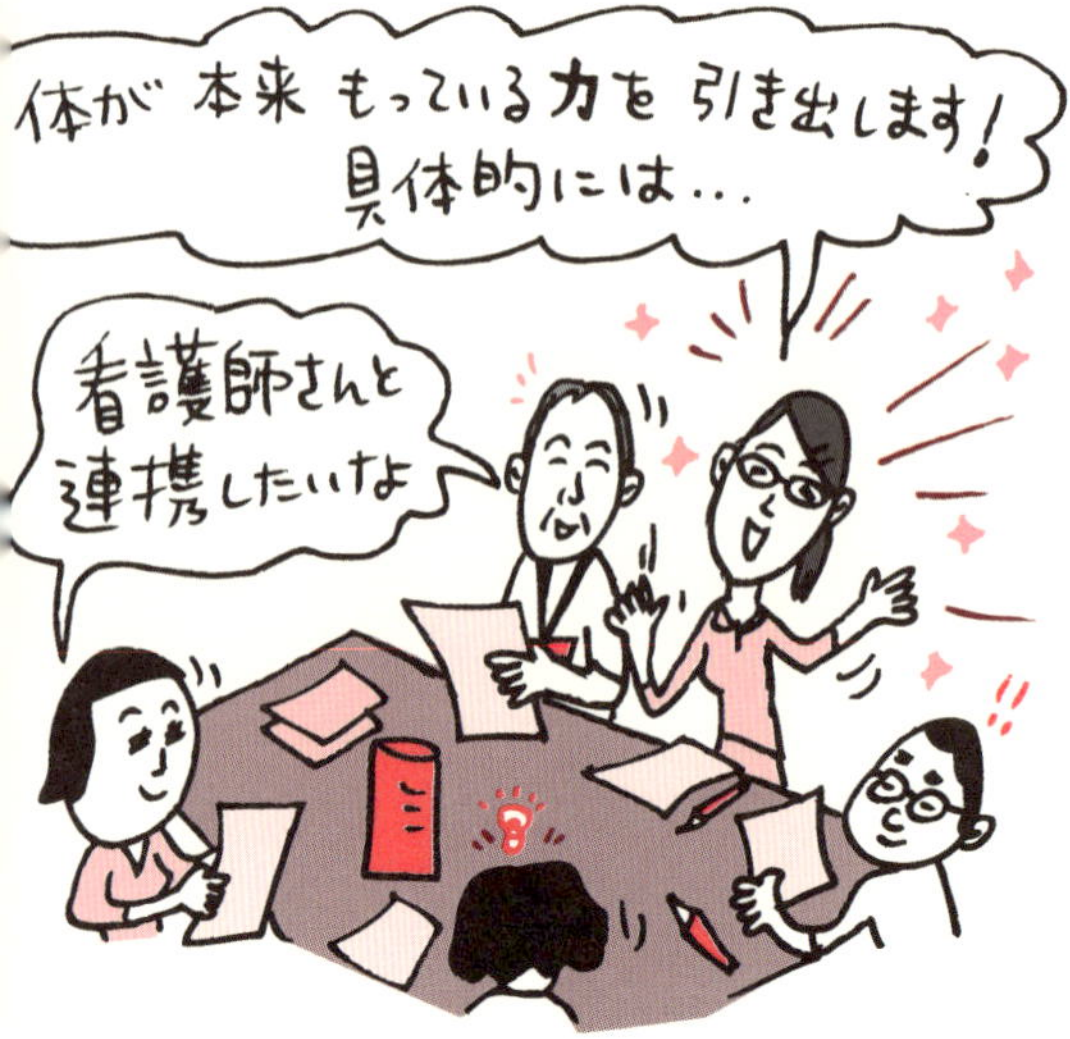
体が本来もっている力を引き出します！
具体的には…
看護師さんと連携したいな

看護師のイメージはなかった!?

　大好きな訪問看護から離れて早3年、私は今、「在宅医療連携拠点事業」に携わっています。この事業は「在宅医療を広めるために、地域の医療と介護の結びつき（連携）を強めよう！」との目的の下、厚生労働省のモデル事業として始まったもので、主な仕事の1つとして、当地域では多職種合同カンファレンスの企画や運営をしています。年に4回、訪問看護師、診療所・病院などの医師や看護師、ケアマネジャー、介護職、リハビリ職など100人以上が集まり、お互いの〝顔の見える関係づくり〟と〝専門性の理解〟をめざしています。

　多職種カンファを続ける中で、各職種のイ

メージがどのように変わったのか、アンケートを行いました。「看護師のイメージはどうかな〜」とアンケート結果を見ると、医師の書いた「カンファ前は〝特別なイメージ〟はなかった」という回答が目に飛び込んできました。えー！　なかったの⁉　いつも身近で仕事をしているはずなのに……。ちなみにこの医師は、カンファ後には「患者さんへの思いなど、さまざまとわかった」そうです。

「連携したい職種」ナンバーワンをめざして

「自分の職種を他職種にＰＲする」ことをテーマとした回では、看護師は「明日から連携したい職種」ナンバー2になりました（ナンバー1は歯科関係者でした）！　その中で、「ヘルパーさん以外に訪問看護を利用することで、身体変化に気づきやすいことがわかった」（病院ソーシャルワーカー談）などの感想が聞かれました。参加した訪問看護師さんも「自分は普通のことを話しているだけなのに、他職種の人にすごく驚かれた」と話していました。

看護師の仕事を伝えているようで伝わっていなかったのか、伝える機会がなかったのか……。いずれにしても、看護師や訪問看護師が〝いい仕事〟をしていることを、みんなに伝えていきたいですね！

私も微力ながら、そのお手伝いをしていきたいと思っています。

（片山 史絵）

価値観の押し売りやめて思い聴く

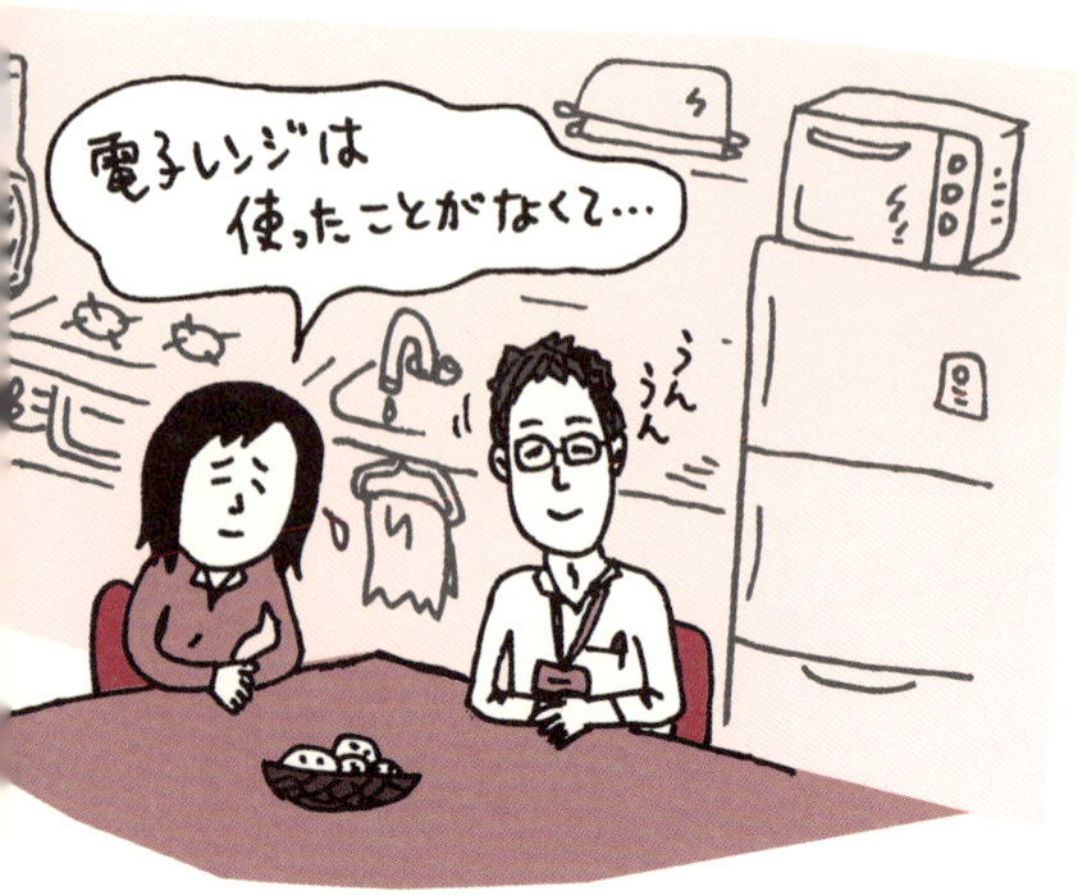

「人としての価値観」はそれぞれ

訪問看護を始めて10年、振り返ると、実にいろいろなことを利用者さんから学ばせていただきました。その1つに「人としての価値観」があります。

精神障がい者の方は、幻覚や妄想、生活行動へのセルフケア不足などから、生活に不安を覚える方は少なくありません。生活者である利用者さんが真っ先に相談されることは案外、生活に関することが多いのです。

私が訪問看護を始めて1年目のことです。30代半ばの女性利用者宅に訪問した際に、「私は電子レンジを使ったことがないのに、A看護師さんから簡単な調理方法として〝電子レンジで野菜を調理できるから、ぜひやってみて〟と勧められました。私はできない……」と不安そうな表情で話されました。この利用者さんは調理に困っていたわけでもなく、本人なりの食事はされていました。私は「調理方法は人それぞれだから、気にしなくていいですよ」と説明しました。

A看護師も特に悪気はなく、利用者さんのことを思ってアドバイスしたのですが、「簡単なことができない」「電子レンジが使えない」ことを、利用者自身が目の当たりにすることとなり、結果的に不安を生んでしまったようでした。

価値観を見いだし、気長にアプローチ

この出来事を通して、精神科訪問看護に限らず、看護師はまず看護観や生活観、死生観などいろいろな事柄について〝自身の価値観〟があることを振り返り、「自分を知ること」が大事だと感じました。

掃除や整理整頓、金銭管理が不得手な利用者さんにも、看護師として、生活者として「こうあるべき」「してあげたい」と思い、一方的な支援をしてしまいがちです。実は困っていないことに手を差し伸べようとしているかもしれません。利用者さんの主体性や自立を促進する1つの方法として、しっかりと本人の思いや考えを聴き、価値観を見いだした上でゆっくり気長にアプローチし続けていくことも精神科訪問看護の特徴であると思います。

（松本 和彦）

ひと月と宣告されてはや一年

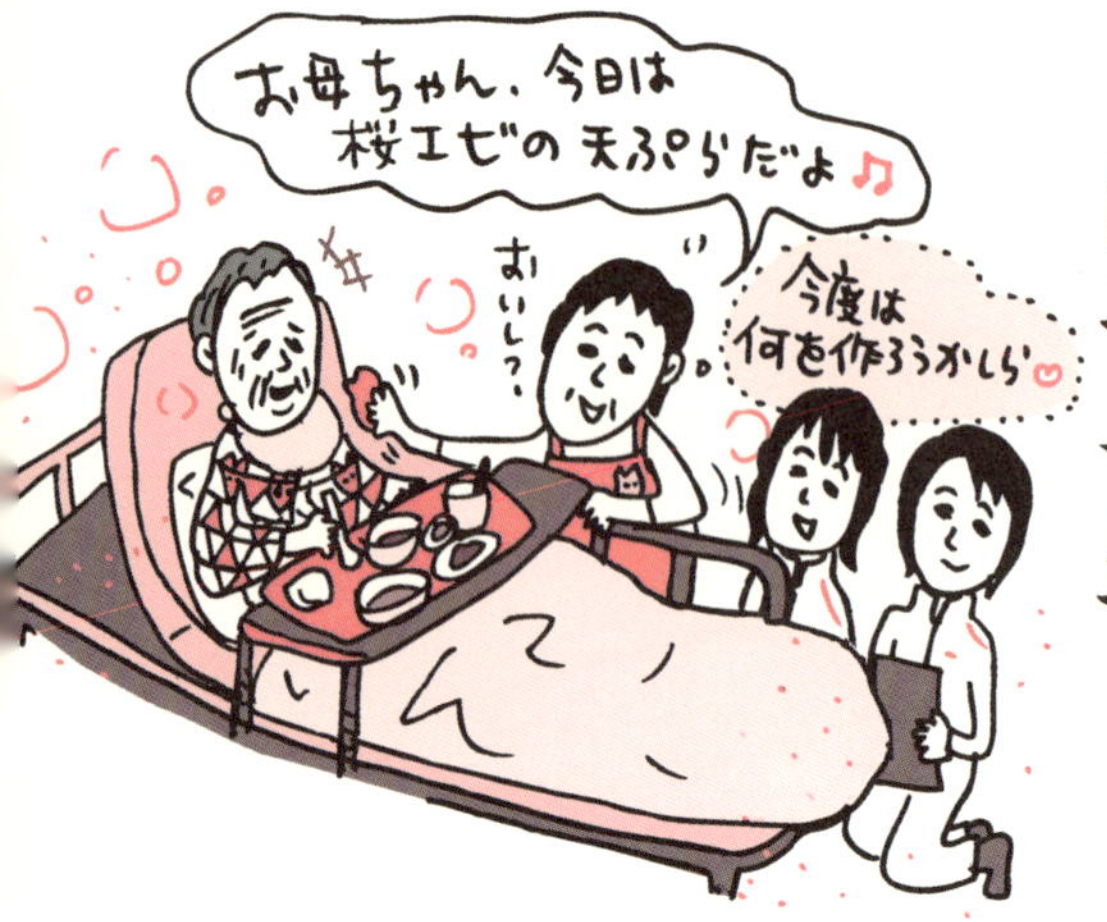
お母ちゃん、今日は桜エビの天ぷらだよ♪
おいしい?
今度は何を作ろうかしら

点滴だけが〝命綱〟の状況から……

90代の認知症の女性。入退院を繰り返しながら、娘さんと2人暮らしをしていました。開放創があり、3年前から訪問看護を開始。創の管理を行い、シャワー浴介助をしていました。移乗時などはひっかかれたり、パンチを受けたりすることもあり、〝元気いっぱいの90代〟でした。

感染を起こすこともなく、自宅で療養生活を送れていましたが、1年半前に脳梗塞で入院。嚥下障害があり、経口摂取が禁止となりました。しかし、胃ろうの造設も経鼻経管栄養もできず、中心静脈栄養も難しく「余命1カ月くらい」と宣告されました。そして「漏れたら終了」という末梢静脈栄養での退院になりました。

500mlの点滴だけが〝命綱〟となり、娘さんはすがるような目で「何が何でも入れてほしい」と話し、漏れると看護師は総出で対応しましたが、限界となり、3カ月後には持続皮下注射へ。点滴からの1日の投与カロリーも減るため、主治医から、再度「覚悟してください」と宣告がありました。

愛情いっぱいの食事で1日3食に

娘さんの〝お母ちゃん〟への愛情は深く、「毎日1口でも食べてほしい」と願っていました。その想いを受け、退院当初から言語聴覚士による嚥下訓練を開始。ゴクン！　の反応がよく、ペロペロキャンディで試したところ「べっこう飴がいい」とおっしゃいました。言語聴覚士はお手製のべっこう飴をつくり、訓練も順調に進みました。

娘さんは季節の無添加食材にこだわり、裏ごしをして、見た目も味もおいしくつくって口へ運びました。すると、どうでしょう！　1口から2口へ、1食から2食へ、宣告から1年後の今では1日3食、オムライスや豆ご飯など裏ごししても色鮮やかでおいしそうな料理を食べています。

「食べる楽しみ」そして「一緒に生きている実感」を味わいながら春には桜海老のてんぷら、夏野菜の煮物、秋の手打ちの新そば……。

家族の力の大きさをあらためて実感する毎日です。

（神田 春美）

ゴミ屋敷
明日の訪問
ネコ屋敷

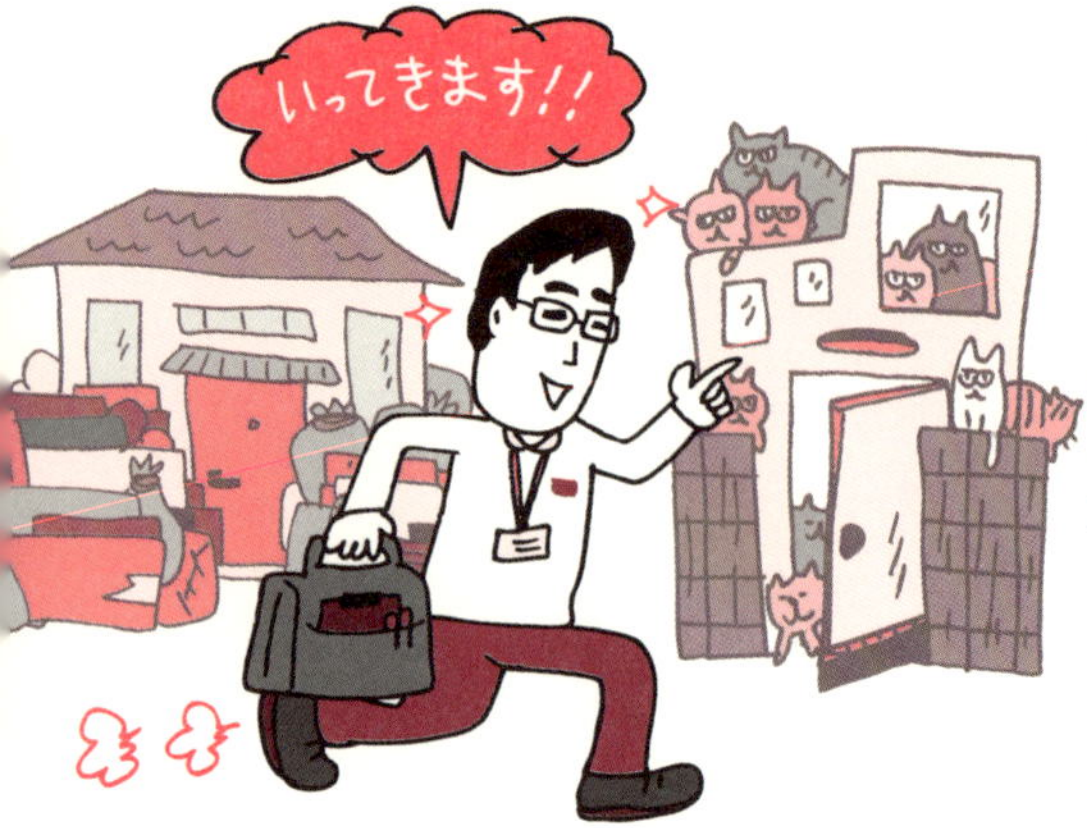

20年近く病棟看護師として病院の中だけで働いてきた私ですが、新潟県中越地震や能登半島沖地震における〝こころのケアチーム〟での活動で地域支援に目覚めました。

現在は、3年ほど前に立ち上げられた、精神科外来機能の一部を統括した部署（デイケア・訪問看護・地域移行推進室等）に所属し、毎日、ゴミに埋もれた〝ゴミ屋敷〟や、野良猫でいっぱいの〝ネコ屋敷〟など、びっくりするような〝わが家〟にも訪問しています。

〝患者さんの価値観〟に寄り添うことの大切さ

8年前、私は退院後のフォローとして、病棟勤務をしながら訪問看護をしていました。病院では従順だった患者さんが、退院して〝わが家〟に戻られると「はい、わかりました」と言ってくれていたことが「いいえ、嫌です」に変化することに戸惑いました。また、患者さんのことを一生懸命考え、さまざまな提案をしたのに、逆に訪問看護そのものを拒否される経験もして「自分のかかわり方で何がいけないのか」とずいぶん悩みました。

今、思うと当時の私のケアは相手のペースではなく、自分のペースになっていたように思います。私にとっては〝ゴミ〟でも患者さんにとっては〝大切なもの〟かもしれません。

患者さんのQOLの高低を私は〝自分の物差し〟ではかり、患者さんに押しつけていたのでしょう。

〝看護の専門性〟を発揮する場面とは？

訪問看護において重要なのは「患者さんの〝気づき〟を引き出す、時間を要するケア」ではないでしょうか。私が〝看護師としての専門性〟を発揮する機会は、1人の精神障がいの患者さんに対して1年に1～2回くらい。後の大半は、地域生活を継続する中で〝困ったときに手伝ってくれる人〟として、患者さんに頼りにされているように思います。私に「専門性を発揮させる、させない」は、相手次第でしょうか。

そんなことを思いながら、今日はゴミ屋敷、明日はネコ屋敷への訪問です。患者さんに寄り添いながら、今日も元気に「行ってきます！」

（花田 政之）

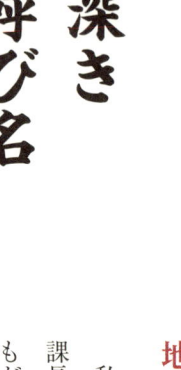

専門職 ああ罪深き この呼び名

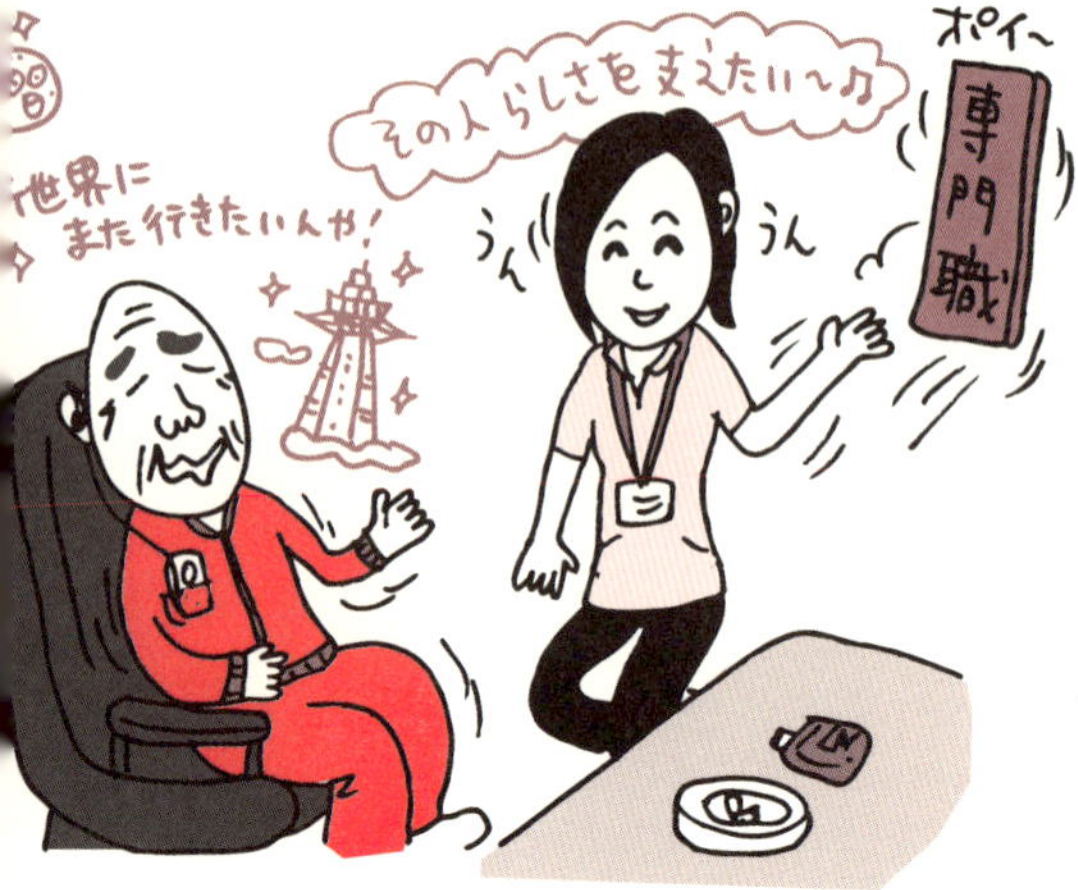
世界に
また行きたいんか!
その人らしさを支えたい〜♫
うん
うん
ポイ〜
専門職

地域づくりに情熱を

私たちの理念は、初代石田しげ子訪問看護課課長（西宮市社会福祉事業団）の時代から「誰もが住み慣れた場所で最期まで過ごせる地域づくり」。当時より「地域包括ケアシステム」をめざしていたんですね。2013年は、ご利用者755人、連携主治医481人、在宅看取り79人と、地域づくりを担う一翼になれているかなと思っています。

私自身は「地域に出よう!」と大学病院の消化器外科を5年で退職。しかし、当時は訪問看護の求人は少なく、1年間の保健所保健師としての勤務を経て、念願の訪問看護の世界に。翌年、阪神淡路大震災で「求められても訪問できない状況」を経験し、利用者さん自身のセルフケア力を大事にした看護を意識するきっかけとなりました。

私のモットーは「あきらめず前向きに」。この20年、続けられたのは、多くの利用者さんや仲間、家族に支えられ、迷惑もいっぱいかけたから。「ありがとう」の気持ちを忘れず、「難しいことを普通に」を柱にして医療と介護の橋渡し＝地域の訪問看護力向上に取り組んでいます。

看護師だからってなんなんだ！

利用者さんにはたくさんのことを教わっています。「じっくりかかわれるのが楽しい！」と訪問看護を始めて間もないスタッフも頑張ってくれています。でも、「専門職」を自覚するあまり「何もできない」と落ち込むことも。私たちの根っこにあるのは「その人らしさを支えること」。とにかく利用者さんの考えと望みをとことん知ろうとすることが大切です。

1. 看護師だからってなんなんだ。何者でもない私がこうして寄り添えることに感謝
2. 「何かする・できる」はおごり。その人の軌跡・すべてに興味を持ち、ともに楽しもう
3. バイタルサインにとらわれ過ぎないで。まず利用者さんの思いを受け止めてから、考えよう

訪問看護の魅力に多くの看護職が気づけば２０２５年もなんのその⁉　そんな時代が必ずやってくると信じ、これからも頑張ります！

（山﨑 和代）

朝が来る「つらい」となみだ胸つまる

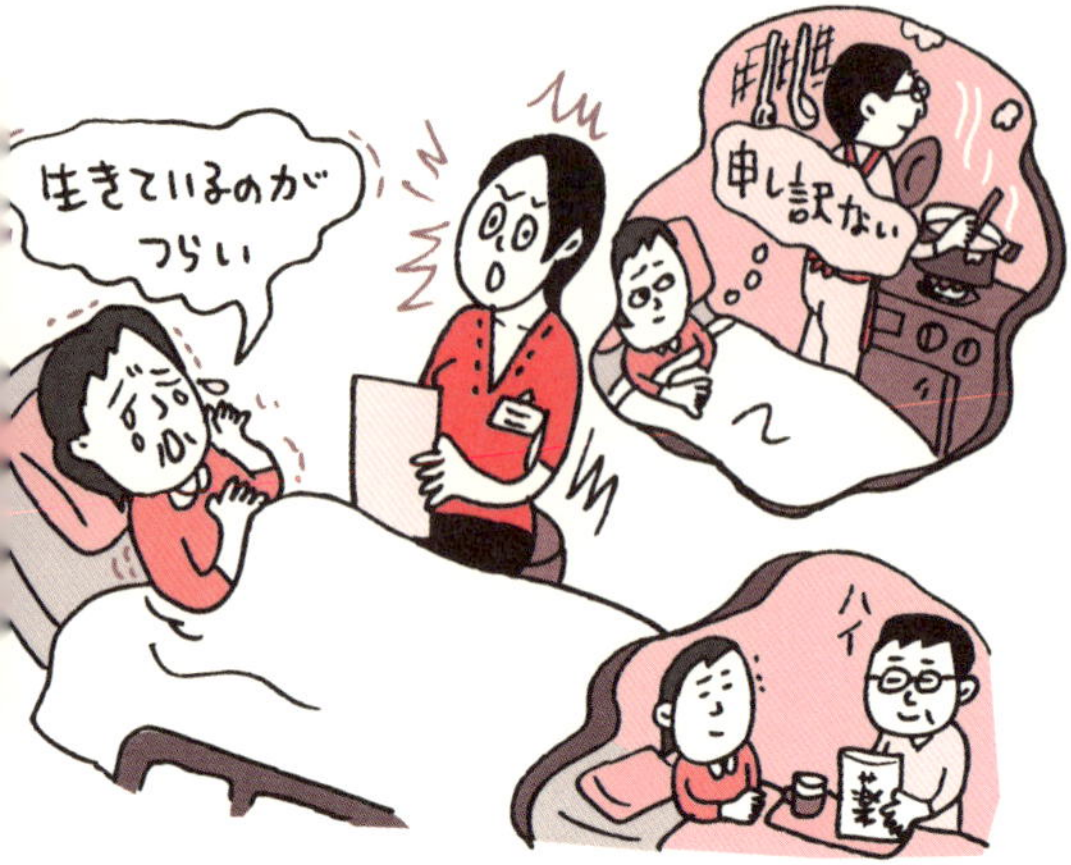

表面的なことしか捉えられていなかった

私が訪問看護師として大ショックを受けた失敗談です。Aさんは肺がん終末期で全身浮腫があり、寝たきりの状態でした。自宅退院後は、これまで何もしたことのなかった夫が献身的にオムツ交換・薬の管理・食事準備などをこなし、約3カ月間落ち着いた日々を過ごせました。

Aさんが亡くなる1週間ほど前のこと。夫は仕事で不在でした。私は一通りのケアを終え、ベッドサイドに腰かけてAさんに「最近どうですか?」と問いかけました。するとAさんは堰を切ったように涙を流し始め、「朝が来るとつらいんです。早く死にたい」と訴えました。その瞬間、私は自分が完全に間違っていたと気づかされたのです。

これまでAさんは何度も心のつらさを訴えていましたが、私は夜間の不眠や気持ちのふさぎ込みなど表面的な症状のみに着目し、抗不安薬などの調節で楽になると考えていました。けれども、Aさんは「夫に迷惑かけて申し訳ない」という思いから、自分が生きる意味を見いだせず、深く苦しんでいたのです。

本当の苦しみに気づけず、なんて愚かだったんだろう……私は言葉に詰まりました。そして、苦し紛れに「Aさんはご家族にとって大事な存在です。そんなこと言ったらご主人が悲しみますよ」と訴えを否定してしまったのです。

家に帰ってからもAさんの言葉が頭から離れず、自分のふがいなさに落ち込み「こういうとき、なんと応えればよいのか」とさらに悩み続けました。私が緩和ケアの学びを深めたいと考えたのは、この出来事がきっかけでした。

「わかってもらえた」と思ってもらえるように

私たち医療者は、日常のケアの中でこうしたスピリチュアルペインを見逃していることが多いのかもしれません。ふとした表現にも大切なメッセージが含まれていることがあるのです。

いつも戸惑ってばかりですが、相手が「自分の思いをわかってもらえた」と感じられるようなかかわりを持ちたいと日々思いながら訪問しています。


（森山　もとい）

わが家から広がるつながる地域の輪（和）

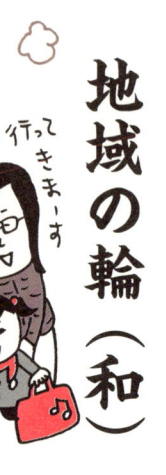

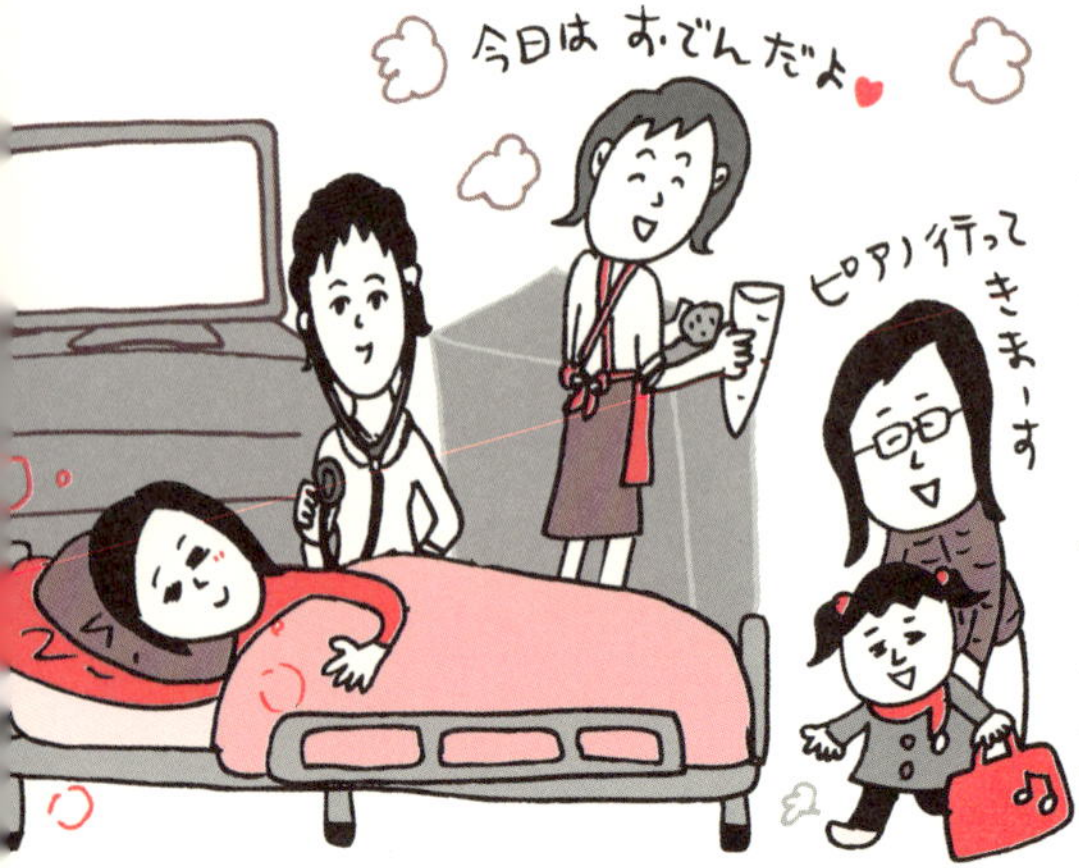

訪問看護だけでは不十分なこともある

2014年7月、訪問看護ステーションを開設しました。「24時間365日、看護が必要な方に必要な看護を的確に提供すること」「機動力を持ち、さまざまな専門職種・専門機関・地域の方々と連携・協働しながら利用者の意思決定を尊重し、最善のケアを提供すること」を大切に考えています。

今、単独世帯、高齢者世帯、高齢者と未婚の子のみの世帯、家族はいても介護できる人がいない世帯など、既存の制度や福祉サービスでは補いきれない問題を抱えている世帯が多くあります。〝わが家〟のよさは、自分らしい生活を重視したケアを受けられることですが、その人の価値観や人生観を尊重した支援をするには、訪問看護師だけでは不十分なこともたくさんあるのです。

活用しよう地域の輪（和）

94歳、がん末期、独居のAさん宅には、ご近所の方々や友人が毎日訪問。地域の話題を提供し、庭の花を飾り、励まし寄り添い、まるでデイサービスのように、にぎやかで笑顔が絶えない場を提供してくださいました。

38歳、がん末期のBさんは、夫と小学生の子どもとの3人暮らし。夫は仕事で休みが自由にとれず、Bさんのご両親も介護に協力できない事情がありました。そんなとき、Bさんのママ友たちが、子どもの世話・食事・洗濯・買い物などを役割分担し、支援してくれました。

Aさん、Bさんの人柄や地域での暮らしぶりが、周囲の方々の心を動かし、大きな力となって、生きる力を引き出してくれていたのだと思います。

地域包括ケアシステムの構築が求められている今、医療や福祉、既存のサービスや制度では補いきれない部分を、地域で暮らす人々が自分たちで考え、つながり、支援することが必要と感じます。

訪問看護師は、地域の持つ力を引き出し、利用者が持つネットワークを大切にし、利用者の〝わが家〟から広がりつながる地域の輪（和）を感じとり、支援することが必要ではないでしょうか？

（森本 広子）

あるじなき庭に今年も梅の花

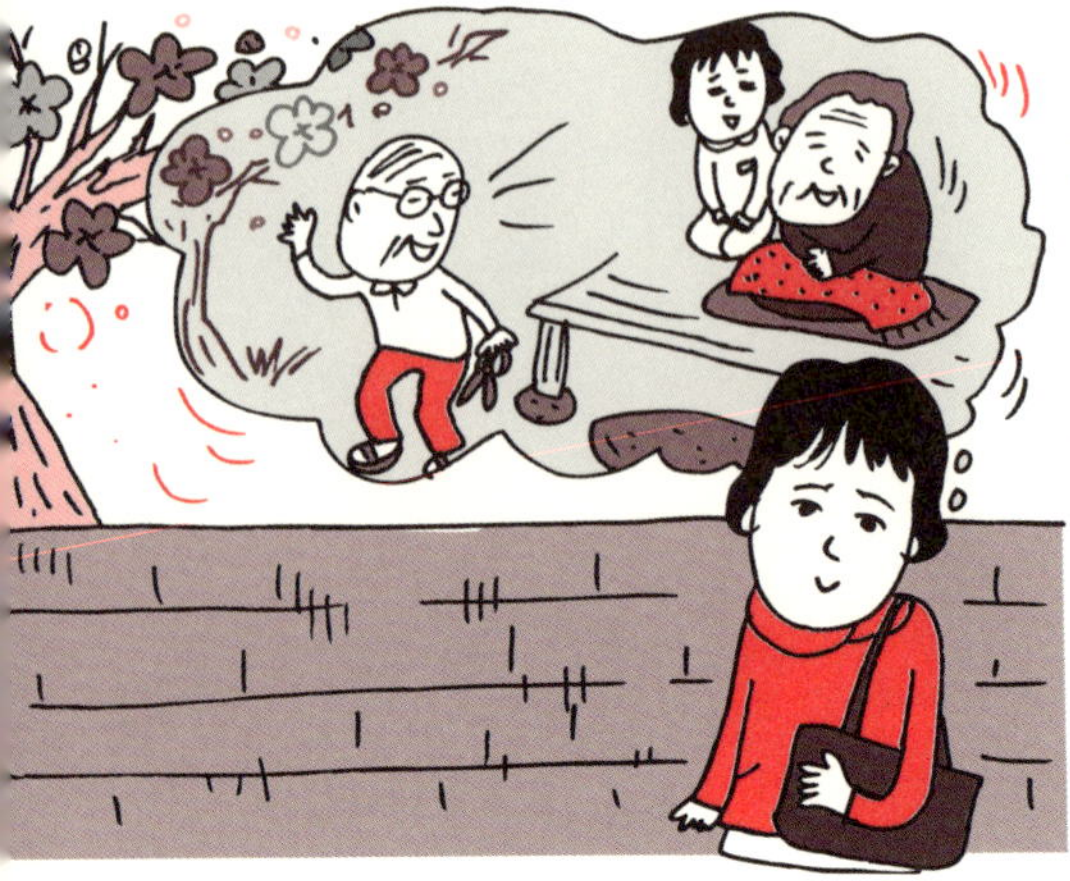

庭の手入れが趣味だったSさん

Sさんとの出会いは15年前。認知症の妻を介護しており、その妻の訪問看護を行うことになったのです。Sさんは介護の傍ら庭の手入れをすることが趣味でした。季節ごとの木々や花々が訪れる者の目を楽しませてくれました。特にSさんと妻が気に入っていたのは春先に咲く紅白交じった梅の花でした。

7年前に妻が亡くなり、独居になったSさん。その後間もなく脳梗塞を発症したため、今度はSさんの訪問看護を開始することになりました。

そしてSさんも庭からいなくなった

脳梗塞の後遺症は軽く、主にリハビリテー

ション目的で訪問看護を利用していましたが、自らも計画的に庭の花木の手入れを行い、自己リハビリにも励んでいました。

「これが生きがい」とも話していたSさんでしたが、年齢とともに体力が衰え、認知力も低下していきました。他のことは忘れてしまったり、「やる気が出ないよ」と言い、リハビリテーションも徐々にできなくなっていきましたが、訪問のたびに、窓辺で庭を眺めては「ばあさんが好きだったあの梅の木だけは枯らせられない」といつもつぶやいていました。

2年前の冬、Sさんは誤嚥性肺炎を起こして入院され、楽しみにしていた梅の開花を見ることなく永眠されました。雨戸が閉められ、誰もいなくなった家は寂しいなあといつも思いながら、訪問看護が終了となった今でもSさんの家の前をよく通ります。

2014年2月上旬、いつものようにSさんの家の前を通り過ぎ、ふと庭に目をやると、なんと見事に紅白の梅の花がほころび始めているではないですか。「誰も手入れをしなくなった庭なのに」と思いながら、しばし立ち止まり、庭を眺めてしまいました。

これからわが国は、高齢化のピークを迎えます。核家族化で独居や老々介護がますます増え、やがては空き家になり、利用者が大切にしていたものも消えてしまう……。

寂しい限りと感傷に浸りながら次の訪問先に向かいました。

（宮本 祥代）

犬や猫好きでなければ務まらず

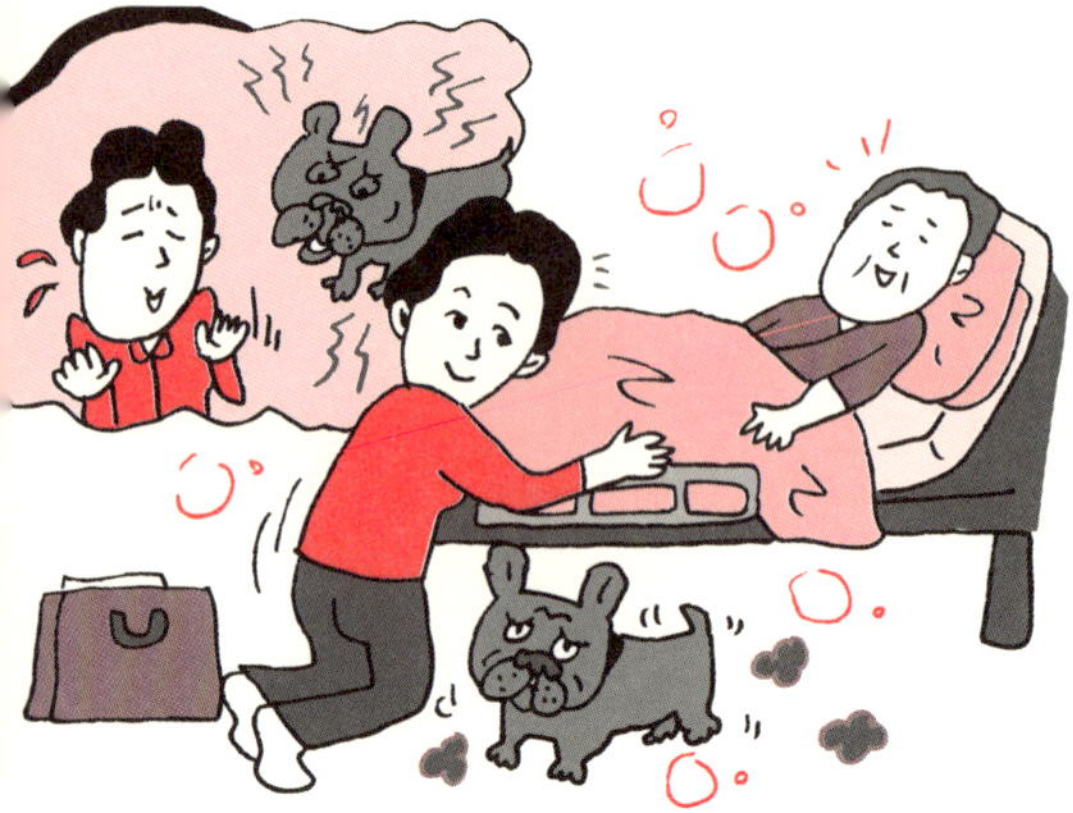

かわいらしいペットも時には困難の1つ

雨や雪、紫外線、花粉、最近はPM2・5など、訪問看護の外まわりにはたくさんの困難が待ち受けています。アレルギーのある人は、埃や動物の毛も避けたい困難の1つです。

しかし、アレルギーがなくても、時として困難となるのが、かわいらしい犬や猫などの動物です。

先日、訪問したお宅には、フレンチブルドッグがいました。私は以前、ブルドッグを飼っていたため、怖い顔とは裏腹な優しい性格、愛らしい態度を思い出し、ほほ笑ましく眺めていました。しかし、ペットというのは飼い主の所へやってきた見知らぬ人には手厳しいものです。初めての訪問では、緊張する飼い主の様子にペットも緊張し、犬であれば常に吠え続ける、というのをよく経験します。このお宅の〝彼〟（フレンチブルドッグ）も、訪問から30分たっても吠え続けていました。

利用者さんの体に触ると、吠える声はいっそう大きくなり、不安そうに近くに寄ってきて、私や私の持ち物の臭いを必死になって嗅いでいます。訪問バッグは唾でベトベト。そういえば、この前のお宅には猫がいて、「バッグの近くを歩きまわっていたなあ」などと考えながら利用者さんと会話を始めるものの、あまりにも私の近くで吠えるので、利用者さんの話し声が聞き取れません。

ペットも家族の一員だけど……

そうこうしているうちに、吠える間隔が空いてきました。「やった！」と内心ガッツポーズをしながら立ち上がろうとしたそのときです。彼が小走りに私の膝元へ走り寄ってきました。あまりの勢いに私は中腰のまま。彼は私の喉元に向かって吠え立てました。まるで猟犬が獲物の鳥の喉元に食いつかんばかりの格好です。家族が彼を連れ去るまで、私は微動だにできませんでした。

ペットは家族の一員。邪険にはできません。受け入れてもらう必要があります。訪問看護師はペット好きでないと務まらないかもしれませんね。

（岩本 ゆり）

近過ぎず程よい距離の支えかな

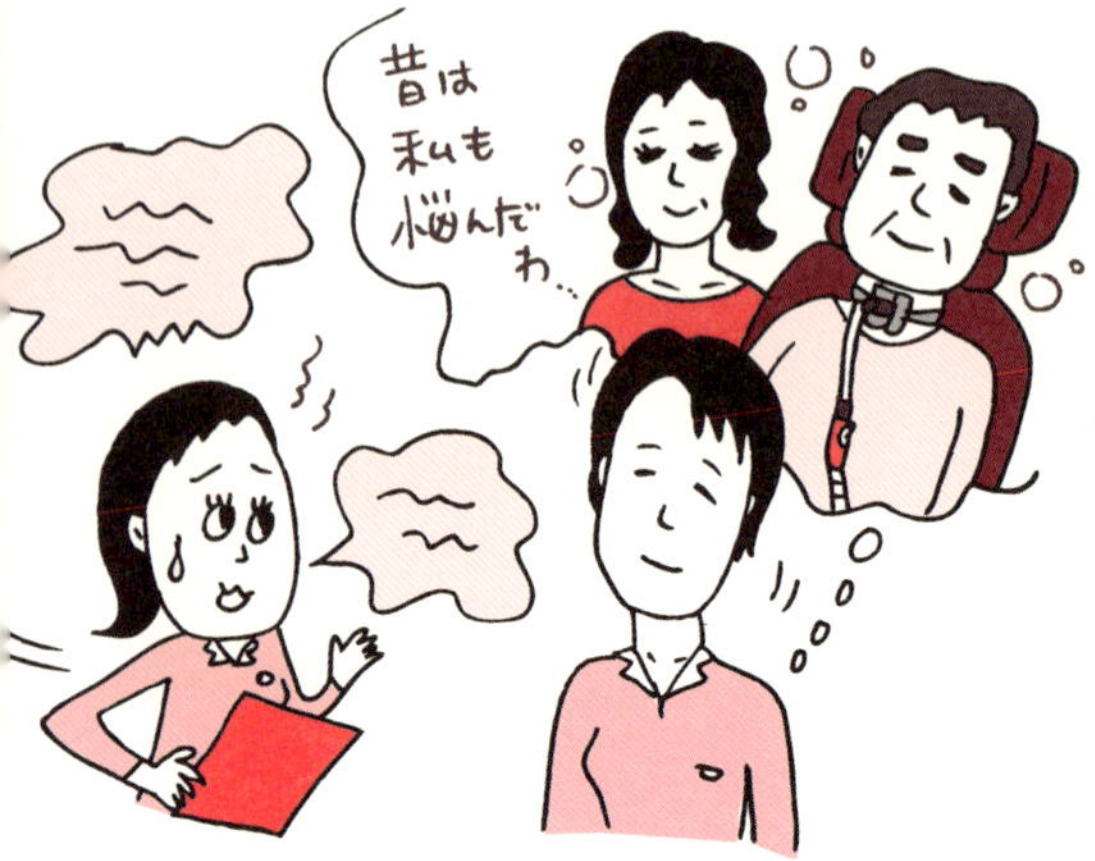

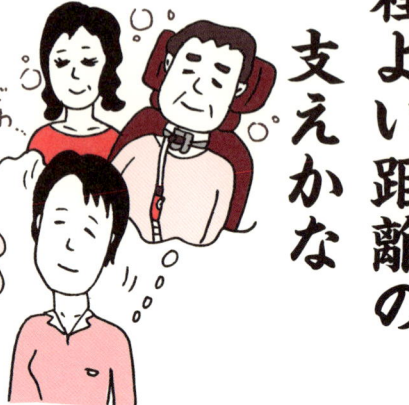

利用者とその家族に教えられて

20年以上も前ですが、重度脳性麻痺者等介護人派遣制度で9時から夕方の16時まで利用者さんの自宅に駐在し、ご家族とともにケアを行っていました。

担当させていただいたAさんは筋萎縮性側索硬化症（ALS）で、気管切開と経管栄養の導入直後。全介助状態でした。午前中は頻繁な吸引と入浴の介助が必要でしたが、午後は読書ができるほど落ち着いていました。コミュニケーションには文字盤を使い、用事のあるときにはブザーか歯を鳴らして人を呼びました。

当時、訪問看護の初心者で、臨床経験も少なかった私は、利用者さんにとって、他人が長時間、自宅にいるのがどんなことか想像もできません。そこで、「利用者さんの生活の中で、自分が邪魔にならないようにすること」「必要なときにはさりげなく、すばやく手を出すこと」の2つを心がけました。

Aさんと奥さまは、実に懐が深く、ほぼ娘といえる年齢の私に看護師として信頼を寄せ、また節度を持ってかかわってくださいました。そして、4年以上訪問させていただき、適切な距離でお付き合いすることの大切さを教えていただきました。

〝娘〟としての感情が思わず……

やがて私は、訪問看護の仕事をすることになり、これまでにさまざまな方の看護をさせていただきました。

ストーマを造設して退院したBさんは、病院では自分でしていたパウチ交換を自宅では行いません。そんなBさんを気長に指導してきた訪問看護師のCさんが、あるとき、珍しく感情的に報告をしてきたのです。話を聞いてわかったのは、Cさんの親が同じようにケアが必要な状態のために、Bさんと自分の家族の姿が重なって無自覚のうちに娘としての感情が出てしまっていることでした。

相互の関係性が影響する訪問看護において、程よい距離でかかわることは簡単なようで難しいのですが、継続して支えていくためには大切なことだと思っています。

（乙坂 佳代）

ありがとうパパ大好きともらい泣き

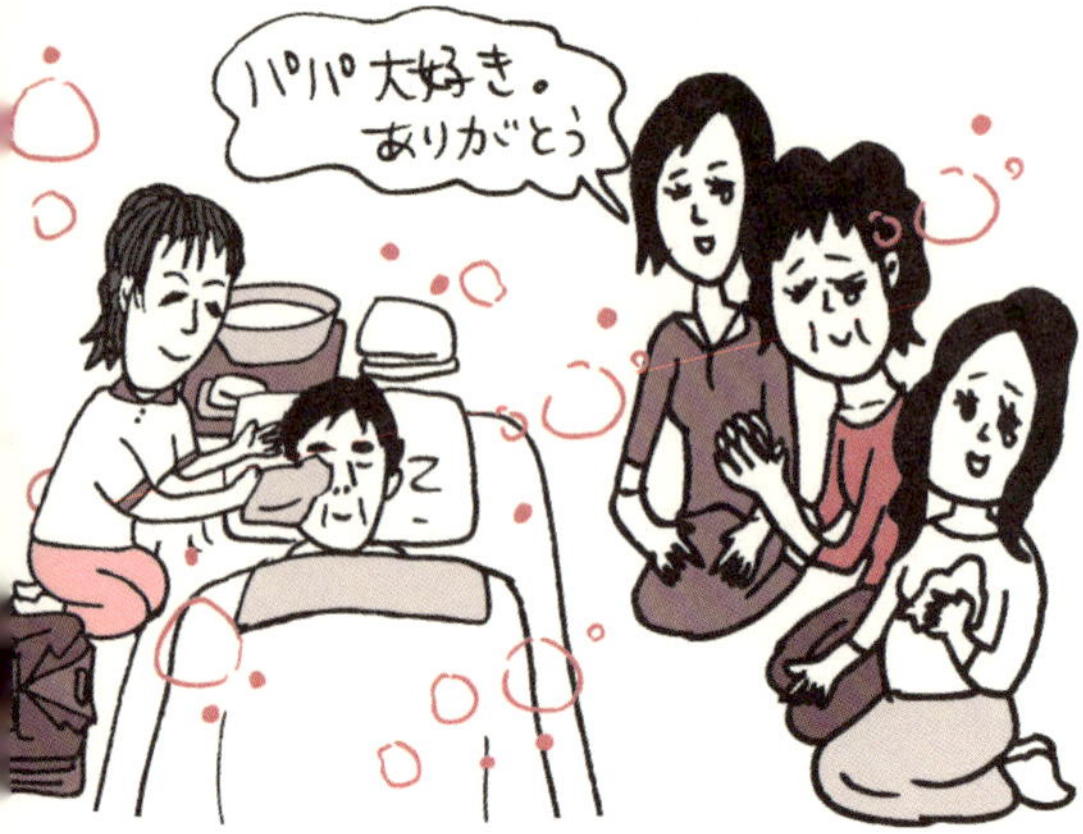

たくさんの出会いと別れを経験して

私が訪問看護を始めてからもう13年になります。この間、さまざまな方との出会いや別れを経験してきました。その中で、とても印象に残っている家族の話をさせていただきたいと思います。

私がAさんと初めて会ったのは、ふれあい訪問看護ステーションの母体の診療所でした。この外来看護師から「すぐに訪問看護に入ってもらいたい方がいる」と連絡がきて、さっそく診療所に行くと、車いすに座り、酸素をつけて息苦しそうにしているAさんがいました。がん末期で、妻と2人、自宅で生活できるだろうかと、とても不安そうなAさん。すぐに訪問看護を開始して、近所に住む2人の娘さんにも協力をお願いしました。

「パパ、パパ、大好き」

奥さんにとっては、働き者で優しいご主人。2人の娘さんにとっても頼もしくて明るい父親でした。トイレ介助やオムツ交換の方法、レスキュードーズや在宅酸素療法の装置の使い方などを覚えて、本当に一生懸命介護してくれました。家族は皆、いつも明るく「パパ、パパ、大好き」と声をかけます。家族の中心的存在だったAさんは、娘さんたちのご主人にも愛されていて、みんなが交代で泊まりながら24時間介護してくれました。

みんなが見守る中、永眠されたと当ステーションに連絡が入り、すぐにAさんの自宅にうかがうと「パパ頑張ったの。本当によかった、ありがとう。看護師さんのおかげだよ」と娘さんが泣きながら私に抱きついてきました。私も本当にみんなが頑張っていたことを思い出し「パパ頑張ったね。みんなも頑張ったね」と思わずもらい泣き。そして泣きながら、笑いながら、「パパ大好き。ありがとう」と声をかけながらエンゼルケアをしました。

この家族のようにみんなが1つになって本当に一生懸命介護してくれたことで、後悔のない幸せな看取りができるのだとあらためて感じました。そして、そんな場面に立ち会えるこの仕事がますます好きになりました。

（小林 利津枝）

【執筆者一覧】（掲載順）

※【　】は「コミュニティケア」掲載時の月号。所属も当時のもので、現在の所属は（　）で表しています。

國友 孝子【2011年1月号】
訪問看護ステーションひまわり 所長
（京都民医連あすかい病院 往診センター 看護師長）

鈴木 夏江【2011年7月号】
健生会にしたま訪問看護ステーション

大嶽 朋子【2011年8月号】
瀬谷区メディカルセンター訪問看護ステーション 管理者
（瀬谷区医師会 統括管理者・在宅医療相談室室長）

酒井 祐子【2011年9月号】
上ヶ原訪問看護センターすまいる

本間 時枝【2011年10月号】
川鉄千葉病院訪問看護ステーション 管理者
（千葉メディカルセンター訪問看護ステーション 管理者）

佐藤 礼【2012年4月号】
世田谷区社会福祉事業団訪問看護ステーションけやき
（なないろ訪問看護ステーション）

山川 裕見子【2012年6月号】
結核予防会複十字訪問看護ステーション 所長
（国分寺診療所在宅支援部）

阿蒜 ひろ子【2012年10月号】
千葉県佐原病院訪問看護室
（訪問看護ステーションさわら 管理者）

五十嵐 いずみ【2013年1月号】
春日部ロイヤル訪問看護ステーション
（リハビリこんぱす訪問看護ステーション 管理者）

高橋 陽子【2013年2月号】
陽和彩訪問看護ステーション 管理者

横山 孝子【2013年5月号】
訪問看護ステーションあい 代表

松谷 依子【2013年7月号】
訪問看護ステーションどれみらいふ周南 管理者

金居 久美子【2013年11月号】
訪問看護ステーションひなた 管理者

小暮 和歌子【2014年2月号】
ふれあい訪問看護ステーション 所長

藤野 泰平【2014年5月号】
（みんなのかかりつけ訪問看護ステーション名古屋 代表）

鈴木 朋子【2014年6月号】
ホームケアクリニック横浜港南
（横浜市教育委員会事務局教職員健康相談室）

竹森 志穂【2014年7月号】
聖路加国際大学大学院
（聖路加国際大学大学院看護学研究科 准教授）

宮田 乃有【2014年9月号】
なごみ訪問看護ステーション

淵野 万希子【2014年10月号】
大分豊寿苑訪問看護ステーション
（明野地域包括支援センター）

柳生 珠世【2014年12月号】
中野区立医師会なかの訪問看護ステーション
（なごみ訪問看護ステーション）

池永 恵子【2015年1月号】
マザーライク訪問看護ステーション 管理者
（訪問看護ステーション夢歩 管理者）

丹下 玲子【2015年6月号】
株式会社ファインナースステーションもも

結城 光【2010年7月号】
南東北訪問看護ステーションたんぽぽ 管理者

酒井 眞知子【2010年8月号】
きょうりつ北野訪問看護ステーション 所長
（共立医師会 多摩みなみクリニック 看護長）

平野 頼子【2010年12月号】
訪問看護ステーションはな 統括所長

池田 香代子【2011年6月号】
しんかわ訪問看護ステーション 所長
（碧南市就労継続支援B型事業所 サンたなお 管理者）

藤田 なぎさ【2011年12月号】
（らいむ訪問看護ステーション 代表）

首藤 悦子【2012年2月号】
山口県済生会下関総合病院在宅ケア科 主任看護師
（同病院在宅ケア科・病診連携室 師長）

小橋川 初美【2012年3月号】
友愛会南部病院

宮岡（羽場）京子【2012年8月号】
訪問看護ステーションあかいわ

鎌田 智広【2012年11月号】
訪問看護ステーションアドナース 所長

山中 富【2013年4月号】
訪問看護ステーションたんがく
（福岡看護大学地域・在宅看護部門 助手）

神谷 紀子【2013年6月号】
訪問看護ステーションなかがみ 所長

小牧 実千代【2014年4月号】
訪問看護ステーションこまつ
（サンシティ宝塚）

清田 はるひ【2015年8月号】
済生会兵庫県病院 看護部長
（兵庫県済生会訪問看護ステーション 所長）

榎本 美由貴【2016年5月号】
富士見台ひまわり診療所
（わそら街なかナースステーション 管理者）

原田 典子【2010年6月号】
原田訪問看護センター・コミュニティプレイス生きいき
代表

上戸 照美【2010年9月号】
北摂総合病院訪問看護ステーション 所長

芳賀 理絵【2010年10月号】
日本訪問看護振興財団あすか山訪問看護ステーション

藤田 茂治【2010年11月号】
ハントン訪問看護ステーション 所長
（訪問看護ステーションりすたーと 所長）

高橋 保子【2011年2月号】
鳩ヶ谷訪問看護ステーション
（訪問看護ステーションあい 管理者）

神原 雅美【2011年3月号】
大和市医師会訪問看護ステーション 管理者

玉井 真由美【2011年4月号】
拓海会神経内科クリニック
（俊和会さつき訪問看護ステーション 管理者）

前野 美紀【2011年11月号】
ケアシス訪問看護ステーション

久木 ひろ美【2012年5月号】
訪問看護ステーションれもん 所長
（訪問看護ステーションれもん／ぴあ野訪問看護ステーション）

佐久間 玲子【2013年8月号】
訪問看護ステーションあい

木下 将太郎【2013年9月号】
せのがわ訪問看護ステーションビジテ
（トキノ株式会社訪問看護ステーションみのり）

片山（舞鶴）史絵【2013年10月号】
あおぞら診療所在宅医療連携拠点事業部
（順天堂大学大学院医療看護学研究科在宅看護CNSコース）

松本 和彦【2013年12月号】
訪問看護ステーションなずな
（ハートケア鳥栖プラスワン訪問看護ステーション 代表）

神田 春美【2014年1月号】
柊訪問看護ステーション 管理者

花田 政之【2014年3月号】
医療法人白日会黒川病院地域生活支援課

山﨑 和代【2014年8月号】
西宮市社会福祉事業団訪問看護課 課長

森山 もとい【2014年11月号】
ホームケアクリニック青梅

森本 広子【2015年2月号】
ゆい訪問看護ステーション 所長

宮本 祥代【2015年3月号】
石心会さいわい訪問看護ステーション 管理者
（石心会在宅部門 統括所長）

岩本 ゆり【2015年4月号】
楽患ナース訪問看護ステーション 管理者

乙坂 佳代【2015年5月号】
港北区医師会訪問看護ステーション
（緑成会横浜総合病院 地域医療総合支援センター）

小林 利津枝【2015年9月号】
ふれあい訪問看護ステーション

COMMUNITY CARE *Special*

訪問看護《ほうもんかんご》“泣《な》き笑《わら》い”川柳《せんりゅう》

在宅《ざいたく》ケアを“楽《たの》しく”学《まな》ぶ

Special

2019年6月30日　第1版第1刷発行　〈検印省略〉

編　集　「コミュニティケア」編集部《へんしゅうぶ》

発　行　株式会社 日本看護協会出版会

〒150-0001 東京都渋谷区神宮前5-8-2 日本看護協会ビル4階

〈注文・問合せ／書店窓口〉TEL/0436-23-3271　FAX/0436-23-3272

〈編集〉TEL/03-5319-7171

http://www.jnapc.co.jp

装　丁　新井田清輝

イラスト　斎藤ひろこ（ヒロヒロスタジオ）

印　刷　三報社印刷株式会社

ISBN 978-4-8180-2194-5